曾经我也想过一了百了

从抑郁到救赎的说明书

［英］马克·帕普沃斯 著
（Mark Papworth）

贺中钰 译

HOW TO
BEAT DEPRESSION
AND
PERSISTENT LOW MOOD

中国科学技术出版社
·北 京·

How to Beat Depression and Persistent Low Mood
ISBN: 978-1-47214-751-6
Copyright © Mark Papworth, 2023
First published in Great Britain in 2023 by Robinson
All rights reserved.

北京市版权局著作权合同登记 图字：01-2024-0119。

图书在版编目（CIP）数据

曾经我也想过一了百了：从抑郁到救赎的说明书 /
（英）马克·帕普沃斯（Mark Papworth）著；贺中钰译
. — 北京：中国科学技术出版社，2024.6
书名原文：How to Beat Depression and
Persistent Low Mood: A Brief, Evidence-based Self-
help Treatment
ISBN 978-7-5236-0574-5

Ⅰ.①曾… Ⅱ.①马… ②贺… Ⅲ.①抑郁症—精神
疗法 Ⅳ.① R749.405

中国国家版本馆 CIP 数据核字（2024）第 057536 号

策划编辑	李 卫	责任编辑	孙倩倩
封面设计	仙境设计	版式设计	蚂蚁设计
责任校对	邓雪梅	责任印制	李晓霖

出　版	中国科学技术出版社
发　行	中国科学技术出版社有限公司发行部
地　址	北京市海淀区中关村南大街 16 号
邮　编	100081
发行电话	010-62173865
传　真	010-62173081
网　址	http://www.cspbooks.com.cn

开　本	880mm×1230mm　1/32
字　数	151 千字
印　张	5.5
版　次	2024 年 6 月第 1 版
印　次	2024 年 6 月第 1 次印刷
印　刷	大厂回族自治县彩虹印刷有限公司
书　号	ISBN 978-7-5236-0574-5 / R·3207
定　价	59.80 元

CONTENTS | 目 录

第一章

准备开始

翻开这本书，你就迈出了第一步

当你开始阅读这本书，想要寻求帮助时，我由衷地为你感到高兴！因为只要你做到了这一点，就已经迈出了康复的第一步，也是最重要的一步。通常情况下，我们想要有所好转，首先必须做到的就是：愿意为治疗投入自己的精力和时间。因为在心理治疗中，光凭医生或咨询师一个人的力量是不够的，为了达到最佳治疗效果，患者需要主动参与，付出努力。但对抑郁症患者来说，要做到这一点也许是极具挑战性的，因为抑郁症状包括兴趣缺失和精力不足。因此，在你阅读本书并尝试自助治疗的过程中，我希望你能勇敢地迈出第一步，就像初学飞行的小鸟一样，冒险一试，全力以赴。而我能做的是，帮你把整个治疗过程拆分成好几个简单易行的小步骤，让你更容易上手。在短程循证心理治疗过程中使用这种拆分法，能帮你最大限度地提高治愈概率，助你走出抑郁，恢复健康。本书介绍的心理疗法已在临床上应用了大半个世纪，许多心理治疗专家都使用这一疗法来治疗抑郁症。这就意味着，这种疗法经过了人们多年来反复的尝试、测试、改进和检验，已经是一种成熟的系统性疗法。

在本章中，我想先介绍一下抑郁症的不同类型，好为后面的内容奠定"基础"。接下来,我会做个简单的自我介绍,也会对本书中的疗法进行概述。然后,我想给你几条小建议,让你能最大限度地将书中知识化为己用,最后我们一起来制定几个有助于康复的小目标。让我们带着以下问题开始本章的学习:

- 我在本书中使用了哪些术语?
- 抑郁症有些什么特征(或"症状")?
- 家庭医生在该治疗中有什么作用?
- 该疗法的适用对象是谁?

什么是抑郁症

抑郁症通常是指"重型抑郁障碍"(major depressive disorder)[①],其主要特征是心境[②]低落和无愉快感,但抑郁远不止感到悲伤这么简单。虽然不同的人对于抑郁的感受不同,表现也有区别,但是抑郁的人几乎都会觉得生活中基本上没有什

---

① 《美国精神障碍诊断与统计手册(第5版)》中,抑郁障碍谱系包括:破坏性心境失调障碍、重型抑郁障碍(包括重型抑郁发作)、持续性抑郁障碍(心境恶劣)、经前期烦躁障碍、物质或药物所致的抑郁障碍、其他躯体疾病所致的抑郁障碍,以及其他特定和未特定的抑郁障碍。所以我们一般常说的抑郁症(重型抑郁障碍)只是抑郁障碍中的一种。——译者注
② 在心理学中,心境是一种微弱、持久、具有渲染性的情绪状态,通常持续时间较长,且强度相对较低。——译者注

么事能给他们带来快乐。他们常常感觉自己被困在原地，看不到希望，也看不到未来会变好的任何迹象。在本书中，我将抑郁症患者的内心感受描述为：一个人仿佛陷入了"黑暗深渊"，但是不同的抑郁症患者可能会有不同的内心感受，因而也对此有不同的描述，比如他们可能感觉自己：

- 迷失在重重乌云覆盖的黑暗中。
- 如有重物一直压在心口的压迫感。
- 有溺水感。
- 有窒息感。
- 对现实世界有脱离感。
- 有螺旋式下陷之感。

除了感到悲伤，抑郁的人还可能会表现出易激惹、内疚、情感麻木、空虚或焦虑等症状。他们的思维似乎被一团"雾"笼罩，这影响了他们的思考能力，也导致了他们注意力难以集中。他们做一件事时，会感觉自己好像"在泥浆中跋涉"，越走越艰难。他们往往会有退缩心理，有逃避倾向，做任何事情都感到很费力。抑郁症的特征还体现在自我批评的思维方式上，患者常常认为自己是个失败者，是个愚蠢、丑陋、不可爱的人。此外，抑郁症还容易引起不明原因的躯体疼痛和消化等问题。

顺便说一下，很多政治领导者和创新人才都曾罹患抑郁症，其人数超过了统计学上的预估值。比如，温斯顿·丘吉尔（Winston Churchill）将自己的抑郁比喻成一条"黑狗"①、马丁·路德·金（Martin Luther King）和亚伯拉罕·林肯（Abraham Lincoln）等历史名人都曾患有抑郁症。

从临床上来看，抑郁症的诊断标准是：在连续的两周里，几乎每天都会出现五项或更多的下述症状，其中至少有一项症状是下列症状中的症状 1 或症状 2：

症状 1：一天中大部分时间都心情低落。比如，感到悲伤或流泪。

症状 2：一天中大部分时间对许多活动都失去兴趣和乐趣。所以，抑郁症患者不仅在行动上可能会更缓慢，其动作类型也会明显减少。

症状 3：食欲降低和体重减轻，或与之相反，食量过多（比如用吃东西来调节情绪）和体重增加。

症状 4：睡眠受到影响。你睡觉或在床上的时间会增加，或与之相反，你可能会遇到睡眠问题（专业术语为"失眠症"）。如果失眠是影响你生活质量的主要问题，你可以先行阅读本系列中另一本书——《如何战胜失眠症和睡眠问题》（How to Beat Insomnia and Sleep Problems），其中介绍的治疗方案有助于你改善这一问题。睡眠问题得以改善后，如果你仍受到其他抑郁症状的严重困扰，可以回到这本书继续往下读。

---

① 丘吉尔曾说："心中的抑郁就像只黑狗，一有机会就咬住我不放。"
——译者注

症状 5：行为活动变化。例如，坐立不安或无目的地四处走动，或与之相反，动作、思维和言语速度变慢（迟缓）。

症状 6：感到疲倦，缺乏精力。

症状 7：自我评价过低，感到自己无用（"自尊"或"自我价值"感），或有不恰当的内疚感（这与一种信念有关，即认为自己会给他人带来负担的信念）。

症状 8：注意集中能力减退。比如，你会发现自己在与别人说话时经常开小差，看电视节目看不进去，读报纸上的新闻也读不下去。

症状 9：反复出现死亡或自杀的想法。你可能会有想要结束自己生命的想法，或者更笼统地说，不想存活于世。对于这种想法，后文会介绍相应的应对方式。

"持续性情绪低落"（persistent low mood）一词是我用来指代另一种抑郁障碍的词，这种抑郁障碍比抑郁症（重型抑郁障碍）的程度要轻一些，但持续的时间更长。在《美国精神障碍诊断与统计手册（第 5 版）》中，它被命名为"持续性抑郁障碍"（persistent depressive disorder）或"心境恶劣"（dysthymia）[①]。此障碍的临床诊断标准为：至少在两年内的大

[①] 不同的心理障碍诊断系统中的心理障碍命名可能稍有差别，比如在世界卫生组织发布的《国际疾病分类（第 11 版）》中，该障碍名为"恶劣心境障碍"（Dysthymic disorder），在《中国精神疾病分类与诊断标准（第 3 版）》中，它属于"持续性心境障碍"中的"恶劣心境"。——译者注

部分时间中出现抑郁心境，以及在抑郁状态时，伴有上述症状列表里症状 3 至症状 9 中的至少两项症状。不过，就症状 9 而言，只要将该项内容换成"大多数时候感到无望"就能达到此障碍的临床诊断标准。无望感是一种绝望情绪，和"情况很糟糕""未来很难变好"等负面信念密切相关。

由此可见，抑郁症（重型抑郁障碍）和持续性情绪低落有许多相似的症状。除此之外，还有一些常见的症状并未被列入诊断标准中（比如易激惹和性欲减退）。所有这些因素作用在一起的结果就是，让抑郁的相关命名、定义和涵盖范围看起来更混乱、更复杂，让人如堕云雾，不得要领。因此，许多临床心理医生和治疗师发现，与其将抑郁视为由同一谱系内多种障碍共同组成的心理疾病，不如将之看作一种涵盖面更广的痛苦感受，这样对临床治疗会更有帮助。实际上，大多数抑郁相关的临床研究都是针对"重型抑郁障碍"进行的，所以在临床实践中，心理医生和治疗师们一般倾向于对整个抑郁障碍谱系中的不同障碍都采用类似的心理治疗方法。为了简化问题，接下来我会用"抑郁症"一词来涵盖一系列的心境障碍问题，其中既包括了"重型抑郁障碍"，也包括了"持续性抑郁障碍"（心境恶劣）。

你可以用"抑郁筛查自评量表"（Patient Health Question-naire-9，PHQ-9）来测量自己的抑郁程度。该量表包含 9 道问题，询问的内容都和上述症状相关。

首先，请完成 PHQ-9（见表 1–1），这是我们治疗的起点。

你可以翻到本书附带的"工作表格合集"部分，找到第一张每周活动记录表（工作表格 1），在空白处（左下角）写下今天的日期和问卷的评分。如果这本书是你借阅的，或者你不想在书上写字，想要保持书本"洁净如新"（也许你以后想再读一次，也许你会把书借给别人），那么你可以把"工作表格合集"和"更多资源"中可以使用的附加表格都复印一份。请不要在其他表格上自行填写任何内容，每一个表格都需等我解释完再填写。

表 1-1　PHQ-9 抑郁筛查自评量表

序号	项目	没有	有几天	一半以上时间	几乎天天
1	做事时提不起劲或没有兴趣	0	1	2	3
2	感到心情低落，沮丧或绝望	0	1	2	3
3	入睡困难、睡不安或睡得过多	0	1	2	3
4	感觉疲倦或没有活力	0	1	2	3
5	食欲不振或吃太多	0	1	2	3
6	觉得自己很糟或觉得自己很失败，或让自己、家人失望	0	1	2	3
7	对事物专注有困难，例如看报纸或看电视时	0	1	2	3
8	行动或说话速度缓慢到别人已经察觉？或刚好相反——变得比平日更烦躁或坐立不安，动来动去	0	1	2	3
9	有不如死掉或用某种方式伤害自己的念头	0	1	2	3

注：项目 1、项目 4、项目 9 中任何一题得分 > 1（即选择 2 或 3），则需要关注心理问题。

表 1-2 是 PHQ-9 的评分及结果分析[①]：

表 1-2　PHQ-9 的评分及结果分析

评分	抑郁水平分析
0~4 分	较健康 / 无抑郁
5~9 分	轻度抑郁
10~14 分	中度抑郁
15~19 分	中重度抑郁
20~27 分	重度抑郁

不过，请记住，心理医生或精神卫生工作者绝不会仅凭该问卷结果就做出抑郁诊断或制订治疗计划。一般来说，在心理治疗中，10 分以上表明抑郁水平已达到需要治疗的程度。但是，如果你的分数低于 10 分，你也可以学习本书的治疗方法，也许你能有所收获。

我建议，一旦你跟随本书开始治疗，请每周填写一次PHQ-9。改变往往是渐进的，时过境迁后，我们往往很难回想起某一时间点自己抑郁症状的严重程度。但是，只要我们坚持每周用 PHQ-9 自我测评并记录评分，就能对自己这段时间的情况进行跟踪记录。用这种方式来监控自己的每一个进步，有助于提高我们参与治疗的动力和积极性。

---

① 每一条目答案由 4 个选项构成，分别为没有、有几天、一半以上时间、几乎天天，分别对应的分值为 0 分、1 分、2 分、3 分，总分是 27 分，分数越高代表抑郁的可能性越大。具体条目和评分标准在网上以"PHQ-9、抑郁"为关键字搜索，均可找到。——译者注

此外，我还建议你在跟随本书开始治疗前和医生聊一聊，原因有 6 点：

1. 有些身体健康问题会产生与抑郁症相似的症状。

2. 有些重度和复杂形态的抑郁症可能需要加入其他治疗方式。

3. 抑郁症如伴有焦虑（或其他障碍特征），问题就会更复杂。如果你属于这种情况的话，可能需要换一种治疗方法。

4. 你可以考虑选择药物治疗。

5. 专业人员可以在随书治疗的过程中提供支持，这会对治疗结果有所帮助。

6. 可以帮助监测你的自杀风险。

下面让我们逐一对以上 6 点进行讨论：

身体健康问题

有些身体健康问题可能会产生和抑郁症相似的症状。也就是说，你可能觉得自己得了抑郁症，但其实问题可能出在其他地方。比如，甲状腺功能亢进会引发情绪波动和睡眠困难等症状，而甲状腺功能减退则会引起疲倦、体重增加和抑郁症状。在血糖较低时，人会感到疲倦，情绪出现波动以及想哭等症状。体内激素水平变化也可能会引发抑郁症。最后，缺乏某种膳食营养也会引起疲劳、情绪波动和易激惹等症状。你可以让家庭医生给你做一些检查，看看你是否存在这些健康问题。如果确实存在这些问题，医生可能会对此进行治疗。

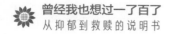
抑郁的严重程度

本书所介绍的疗法是专为轻度到中度抑郁水平的人而设计的。然而，判断你的抑郁水平是轻度、中度还是重度，不能光看你的 PHQ-9 评分，还要从许多其他方面来进行界定（所以如果你的评分超过 14 分，请不要灰心，这本书也许仍能对你有所帮助）。此外，还有一些其他形式的抑郁症在性质上更为严重，超出了我之前提到的抑郁症范围，这些抑郁障碍伴有其他障碍特征，可能需要用其他治疗方法进行治疗。比如，有些抑郁障碍可能伴随以下症状：

● 精力旺盛、思维奔逸、自信心膨胀、易冲动［专业术语为"躁狂发作"（manic episode）］。

● 听到有个声音在脑海中讲话，但这个声音说的并不是你自己的想法。这就是出现了"幻觉"。还有，你相信的内容与现实不符，缺乏客观现实基础，但你依然坚信不疑（这就叫"妄想"[1]）。

医生应该能够帮你界定抑郁等级是轻度至中度，还是已经到了更严重的程度。在此过程中，医生就能确定你是否选择了最适合自己的治疗方式。

---

[1] 幻觉和妄想是精神分裂症常见的核心症状，但有这两种症状的人不一定得了精神分裂症，还有可能是由其他综合征引起的，所以具体诊断结果请以精神科或心理科医生为准。——译者注

抑郁与焦虑并存

抑郁伴有焦虑症状是一种常见的情况，本系列的其他书中也介绍了不同焦虑障碍的治疗方法。一般来说，对于抑郁伴有焦虑症状这种情况，通常会先从治疗抑郁开始，因为如果抑郁有好转的话，焦虑症状也会随之缓解。但是，如果抑郁症是由焦虑障碍引发的或者焦虑症状对抑郁症的治疗产生了不利影响，那么先从焦虑症状下手可能会更有效。此外，你还可以从对你生活影响最大的病症或者最容易治疗的病症入手，效果可能会更好。由此可见，抑郁与焦虑的共病治疗相当复杂，所以你需要医生来帮助你做出决定，到底是先治疗抑郁症（以及判断这种治疗方式在此时是否最合适），还是先治疗焦虑症，然后在必要时再来治疗抑郁症状。

药物治疗

心理自助治疗的魅力之一在于，你在治疗过程中会逐渐学会独立克服困难，学会自己解决自己的问题。你不需要依赖别人的帮助，也不需要依靠药物。你所学的技能都在提升自己，让自己变得更强大，而且如果在将来有需要的时候，你还可以再次使用它。人们对药物治疗总是不太放心，在用药期间有时还会因药物的副作用而出现一些不良反应。但是，对抑郁水平达到中度及重度的人来说（还记得吗？抑郁等级的界定不只是基于你的 PHQ-9 评分），采用心理治疗和药物治疗相结合的方法，有时会达到更好的治疗效果。出于这种考虑，你可以和医生一起讨论有哪些治疗方案，也可以说说你有哪些担心，可能会对治疗有所帮助。比如，许多人担心药物成瘾，是因为他们听说过其他人服用药物的经历。另外，医生在开处方时，通常会有多种选择，他们可以为你找到最适合你的一种药，替你把副作用降到最低。

专业支持

正如前文所说，对有些人来说，心理自助疗法的魅力在于可以利用资源来解决自己的问题。能够自力更生当然很好，但是如果在使用心理自助疗法时能够得到专业人员的陪伴和支持，会收到事半功倍的效果。专业人员能够：

- 指导你完成本书中的任务。
- 帮助你发现并解决在使用过程中可能遇到的任何困难。
- 回答所有你可能提出的问题。

在你使用本书进行自助治疗的这段时间里，你可能要更频繁地约见家庭医生，好让医生及时为你提供专业支持。此外，现在许多国家也对相关专业人员进行了培训，教他们怎样在患者使用心理自助疗法进行自助治疗的过程中给予鼓励、支持和指导。这些接受了培训的专业人员通常被称为"心理健康指导师"（Psychological Wellbeing Practitioners，PWP）或者"低强度治疗工作者 / 教练"（low intensity workers/coaches）。英国推出了一个"提升心理治疗的可及性"（Improving Access to

Psychological Therapies，IAPT）项目，而许多心理健康指导师就受雇于该项目，为更多人提供心理健康支持。其他国家和地区应该也制订了类似的计划①，如果你没找到，可以向医生咨询，他们应该能告诉你去哪里可以找到同等形式的心理咨询与支持服务。请记住，请确保你在需要心理方面专业人员支持的时候能及时得到他们的帮助，还有，对有些人来说，与相关专业人员保持联系意味着他们完成自我治疗的可能性更高，在治疗中的收获也会更多。

自杀风险

　　这一问题将在后文详细论述，在这里我们只作简要概述。自杀是抑郁症的常见风险之一。如果你也有这样的想法，当看到它出现在症状列表中时，你可能会略感安慰，因为这表明许多人也都有同样的想法，你不是一个人！但是如果你经常出现轻生的念头且深受其困，或者已经开始计划如何结束自己的生命，请尽快联系医生，或拨打心理援助热线②。请时刻谨记，抑

---

① 在中国，国家心理健康和精神卫生防治中心也加强了社会基层心理服务体系建设，但就目前来说，最主要的求助方式是前往当地三甲医院的"心理健康"或"精神科"门诊，许多医院也设置了心理咨询科。——译者注

② 中国心理危机与自杀干预中心救助热线：010-62715275；全国 24 小时心理危机干预热线：400-161-9995；北师大心理援助热线：4001-888-976（6：00—24：00）；教育部华东师范大学心理援助热线：400-659-1888，400-663-7888（8：00—22：00）。——译者注

郁症是一种可治疗的心理障碍。当你的抑郁症状有所缓解时，你的思维方式可能会在本质上发生变化，自杀的念头也会随之减少。当你看到这里的时候，我请求你对自己做出承诺，在你制订计划结束自己的生命之前，给自己足够的时间去尝试所有可用的治疗方案，并接受所有提供给你的支持和帮助。

案例

我们简单地介绍一下本书中的案例。本书包含了两个案例，案例中的主人公都使用了本书介绍的自助疗法。这两个案例可以让你更好地理解他们抑郁的性质，了解他们从抑郁走向康复的过程。案例中的人物都是虚构的，但是发生在他们身上的故事是根据许多真实患者的故事改编而成。这两个案例生动地说明了人们可以怎样在日常生活中使用自助疗法来帮助自己。我会在第二章中对案例进行介绍。

关于我自己

我想在此做个简单的自我介绍。因为接下来几个星期我们都会在一起"合作"，所以你对我多了解一点，我们合作起来也许会更顺利。希望我的自我介绍能帮你在脑海中构造出对我的印象。我是一名临床心理咨询师，三十多年来，一直在帮助与你有相似困扰的人。我主要在社区健康中心和家庭医生诊所为人们提供心理治疗。与此同时，我也在英国知名的一所大学——纽卡斯尔大学（Newcastle University）里工作了二十多年。在此期间，我的主要工作是对临床心理学家进行培训，此外我还设计和研发了新的培训课程，课程内容是一种新疗法："低强度认知行为疗法"，并开展了一系列研究工作，主要研究心理健康从业者如何在患者使用心理自助学习资料时更好地指导和帮助他们，以及人们对心理咨询治疗服务有何需求。工作之余，我喜欢和伴侣共度时光。我们喜欢外出就餐（我最大的爱好就是品尝美食）、看电影和看演出。周末我们喜欢在周边乡村里散步和骑自行车，我们常去诺森伯兰郡（Northumberland）、达勒姆郡（County Durham），以及英格兰湖区（Lake District）附近。

什么是认知行为疗法

本书介绍的疗法是基于一种循证心理治疗——认知行为治疗（Cognitive Behavioral Therapy，CBT）而形成的。认知行为疗法的有效性已经得到了大量研究成果的证明，多篇重要的科学综述文献都对这些研究成果进行了综合分析和归纳总结。这些文献内容表明，认知行为疗法是应对抑郁症以及焦虑障碍的有效干预手段。

认知行为疗法既可以以面对面的形式（和心理咨询师在心理咨询室里交谈）开展，也可以像本书一样以自助的方式进行。我在前文中提到过，在使用心理自助疗法的同时，我们通常可以从医生或者其他专业人员那里寻求帮助和支持。这种包括了看书自学有关自助认知行为疗法的知识来进行自助治疗的方法被称为"低强度认知行为疗法[①]"。因为与正常的（或"高强度"）的认知行为疗法相比，这种方法的治疗时间更短，会谈次数更少，这也是它得名"低强度"的原因。

使用心理自助疗法

心理自助疗法的好处之一是，你可以按照最适合自己的速度来学习和使用书中介绍的工具。不过，就像药物需按疗程服用才能保证疗效一样，要想获得最佳效果，你需要连续坚持使用心理自助疗法，而不是今天试一下，停几个星期再试一下。同时，心理自助疗法本身也是一种给自己内心注入力量的方法，因为你会发现，可以靠自己的学习和努力来获

---

① 低强度认知行为疗法的原理是：患者会自己思考问题，努力改变个人的认知方式，纠正不合理信念，从而缓解症状，并且习得应对策略和处理消极情绪的技巧。低强度认知行为疗法的主要方式为：看书以及用网络版的认知行为模拟练习进行自我训练，一般都在心理健康从业者的指导下进行。——译者注

得治疗效果。

报纸杂志等大众媒体上经常有认知行为疗法的相关介绍，所以你对其中的一些原理可能已经非常熟悉了。但是，如果你是第一次接触自助认知行为疗法，这本书看上去确实有点让人望而生畏，这是可以理解的。你可能会有所顾虑，担心自己看不懂后面的内容。这点你大可放心，因为本书遵循了目前所知最佳自助类图书的写作方式，语言尽可能地平实易懂，内容易于理解、便于操作。

如何使用这本书

虽然我们强调，本疗法连续使用效果最佳，但这不意味着你必须一口气把整本书看完。事实与之恰好相反！治疗最好分阶段循序渐进，而且不同的人在每个阶段所需要的时间也不尽相同。不过，在一般情况下，整个自助治疗所需要的时间取决于你的抑郁程度，大部分人完成治疗需要 6~12 个星期。在治疗过程中，最好的方式是一步一个脚印，在每一步都能有所收获，都能尝到成功的甜头，如果急于求成、操之过急，就难免会处处碰壁。本书内容以章节划分，让你可以一步一步来，就像登山运动员一样把整个过程分割成几段，一段一段地往上攀登。

如果你在医疗或心理健康专业人员的推荐下开始阅读这本书，并在他们的指导下自学，那么他们可能会根据你的需要指导你完成一些练习。然后，你们可以在"工作表格合集"部分写下你们在会谈时一起想出来的东西。如果你是独自一人进行自助治疗，那么在治疗过程中，你可以将特别有用的要点及其页码记录在"工作表格合集"中。有些人觉得这样做很有帮助。在学习过程中，如果你对某些内容不太确定，请记住，使用自助类图书的另一个好处是，你可以翻到前面，把这部分内容再看一遍。遇到这种情况时，请不要有沮丧情绪或自我批评的想法。还记得吗？难以集中注意力是抑郁的症状之一！慢慢来，不要着急。在我看来，最重要的是你最终能够理解并学会书中介绍的方法。

全书概览

有些人喜欢先通读全书，再回过头去使用书中所列的方法，有些人则喜欢每看完一章后就直接使用学到的方法。不管你认为哪种阅读方法更有效，都没关系。关键是你学会以后，要将学到的东西付诸实践，运用到日常生活中。你可能要把实践看成生活中最重要的事情，甚至提前几个星期重新规划自己每天的时间安排，好把实践的活动加入日程安排。如果你觉得现在暂时不太想动，不太想去做这些事情，也没有关系，并不是现在非做不可。不过，这本书中有一些练习，可以帮你做好准备，勇敢做出改变。在阅读过程中，请试着边读边完成这些练习。

表 1–3 为本书的内容简介。你可以按照自己的顺序来阅读本书，只要你觉得该顺序对自己最有帮助即可。比如，在治疗开始时，你可能想先看看其他人是怎样使用心理自助疗法帮助自己走出抑郁的，这样既可以让你对这种疗法有一个大概的了解，还能增强你的信心，让你下定决心去做出改变。如果你是这样想的话，请翻阅第五章中的两个案例。在案例中，索菲亚（Sofia）和胡安（Juan）诉说了自己战胜抑郁症的过程。你可以先看第五章的案例，再回过头来把书中其他内容看完。或者，你可能更想要从学习治疗方法开始，这样的话，我建议你把这本书从头到尾按顺序阅读。

表 1-3　本书的内容简介

第一章：准备开始
在本章中，我会先介绍抑郁症的相关定义，然后给出几条建议，这些建议来自用过这一疗法的其他人，可以帮助你做好开始治疗的准备。你还可以在这一章里设定个人目标。这些目标可以和你的 PHQ-9 评分一起，帮助你跟踪记录自己的每一次成长。

第二章：了解抑郁症
通过本章的学习，你将了解抑郁症的本质，明白为什么有人说它是面对挑战情境时出现的情绪反应，理解抑郁是怎样持续下去的，也会知道打破抑郁的恶性循环的切入点在哪里。

第三章：行为激活疗法
在本章中，我将教你如何使用行为激活疗法工具，形成一个治疗方案来帮助自己摆脱抑郁症。我会在你执行方案以及追踪记录进展的过程中给予你指导，并帮助你解答治疗过程中可能会遇到的疑难问题。

第四章：预防复发工具包
当你的抑郁情绪有所缓解时，我们会重点关注巩固进步成果的方法，包括回顾自己所学到的内容，以及为将来制订计划。

续表

第五章：康复故事
在本章中，你会和第二章中初次见面的人重逢，听他们讲述自己的故事，讲述他们是如何让自己走出抑郁的。你可以看到他们是如何将计划付之于行动，如何保持好心情的。

治疗开始前必看的几条小建议

在我们深入探讨抑郁症及其影响之前，我总结了九条关于使用自助类图书的小建议，想要送给你，这些建议有的来自在自助认知行为疗法中获益的学员，有的来自指导人们进行自助认知行为疗法的心理健康从业人员。

建议 1：全力以赴

"我尝试过，想要摆脱这种可怕的生活，但是我当时就像一个人在黑暗中摸索，毫无章法，不得要领。这本书让我对自己的问题有了清晰的认识，也为我指明了一条前进的道路，这次我真的找到了努力的方向，能够全力以赴，全身心地投入治疗中。"

治疗过程不会一直一帆风顺，你总会遇到一些困难和挑战。在治疗中，你需要循序渐进，一步一步地来。重要的是你要全力以赴投入治疗，跟着书中指示走，而不是跟着你的负面情绪走。这和去看牙医有点像。没有人喜欢去看牙，但是大多数人在看牙过程中都能忍受，因为他们明白，尽管过程不怎么舒服，但是从长远来看这会对自己大有裨益。如果你觉得有些内容学起来太难，可以翻阅第三章的疑难问题解答部分，也可以阅读第五章的案例。再看一遍案例可以帮你重拾信心，继续前进。如果你是在心理健康从业人员的指导下进行学习和治疗的话，你可以向他们寻求帮助，帮你解决难题。此外，他们可能还可以检查你使用这些方法的方式是否正确，并给你鼓励和支持。

建议 2：学以致用

"在学会了本书的疗法后，我在手机的日历上设置了定时提醒，提醒我去完成计划中的事情。然后我发现，我可以更好地完成各项任务。"

只有治疗给生活带来改变时，人们才能真正从治疗中获益。心理咨询师也好，自助学习资料也好，都只能给你提供治疗所需的指导和工具。能否学以致用、付诸实践，就只能靠你自己了。一般来说，对于认知行为疗法，人们投入的精力越多，获得的好处也就越多。因此，将所学的工具和方法运用于生活实践才是取得进步的关键所在。这和学钢琴有点像。老师上课教得再好，学生也要练琴才行。如果不花时间练琴，在下节课上课之前，学生是不太可能取得很大进步的。所以说只学不练，终究一事无成，唯有反复实践练习，才能达到得心应手、运用自如的境界。

建议3：在本书上写写画画是被允许的，甚至是值得鼓励和提倡的

"当我有所进步时，我回头看了看自己的追踪记录，发现真的可以明显看到自己进步了多少，有了多大的改变。看了这个以后，我越来越有干劲了。"

熟记书中的工具和方法是治疗的一部分，也是非常重要的一部分。此外，本书还提供了许多练习，帮你在治疗前做好准备，在治疗后巩固效果。所以，我诚挚地邀请你在本书上写下自己的心得体会（就像我之前建议你记录下自己的 PHQ-9 评分一样）。为了方便大家记笔记和做记录，书中还为此专门设置了"工作表格合集"部分。但如果这本书是你从别处借阅的，或者想要保持书本"整洁如新"，你可以将这部分复印一份。

为了方便操作，每次需要做记录的时候，我都会附上这个图案，提醒你用笔记录下来。用笔做记录不仅有助于治疗，还能让你回过头看看自己一路走来取得的成果和进步，从而增强自信心，提高积极性。

建议4：每个人的前方都有坦途，也有坎坷

"当我开始有进步时，我以为从此踏上了'一马平川'

的路。所以当我再次感到沮丧时，我真的很失望。但我坚持了下来，熬过了那段时间，我的心情又好了起来。回首过去，我看得出来，虽然我的情绪起起伏伏，但总体上是呈上升趋势的。"

我希望你在治疗过程中一切顺利，但遇到一些小挫折也是常有的事。我希望你能积极面对挫折，将每次挫折都视为一个解决问题的机会，而非一次失败的经历。当你看清了自己在不同境遇中的不同反应时，你就能对治疗方法做出细微调整，好让自己能继续进步。我会在第三章中的"疑难问题解答"部分告诉你具体该怎么做。

建议5：尽量让家人和朋友参与进来

"我告诉莱拉（Layla）我在进行自助治疗，她愿意每周去附近的咖啡馆和我见一面，聊一聊，用这种方式来帮助我完成治疗。"

让他人参与你的治疗有很多有用的方法，当然，前提是他们对此表示支持，而不是对此表示不耐烦、挑剔或者不满。比如，仅仅只是告诉别人你决定接受治疗，你就更有可能坚持下去，从而完成治疗。一旦告诉他人，你就相当于宣布自己会对行动负责。他人监督的目光会变成一种温和的压力，给你动力，让你不断进步！

让别人参与进来还有一个好处，就是他们可以鼓励你，给你更多支持。和他们一起看这本书可能会对治疗有所帮助。这样的话，在你遇到难题需要帮助的时候，他们还可以帮你解决一些问题。最重要的是，治疗中的一些任务需要他人的协助和支持（在第三章中，你可以看到，在索菲亚和胡安的活动记录表中，有他人一起参与完成了某些任务）。在这种情况下，你可以和他们约好定期见面，比如每周固定时间一起去锻炼或一起参加社交活动（你也可以参加与你的目标相关度更高的活动）。

建议 6：不要跟着感觉走，要跟着目标走

"我其实不想去见我的朋友莱拉，但当我和她见完面之后，我感觉好多了，比见她之前的心情要好得多。"

本书的重点之一是，我们做事要按照自己的目标，价值观和目的，而不能光靠自己的想法或感受。这是因为抑郁症的两个典型症状——低落心境和悲观思维——会造成行动力的下降。对此，本书会制定相应目标，要求你时不时有控制地、按阶段逐步采取与你感觉相反的行动。这样做是为了打破你在抑郁时建立起来的循环模式。在第二章中，你会了解到这种循环模式往往会给你带来许多困难。因此，在后文，我会请你依照自己的价值观给自己设定几个目标。

这条建议是你开始克服抑郁症的关键。当你做什么都提不起兴趣时，请试着不要听从你身体的指挥，尽量不要让疲乏感阻止你完成治疗。当你这样尝试过以后，你会发现，其实自己可以引导这些身体感觉，也能影响自己的想法和情绪感受。

建议 7：告知你的医生，你准备用这本书进行自助治疗

"我去看了艾哈迈德医生（Dr. Ahmed），告诉了她我的治疗计划，还把这本书带过去给她看了一下。她建议我在接受自助治疗的这段时间里，每周都来看她一次，她可以评估我的情况和进展。她的话让我信心大增，因为我知道，当我需要她时，她会给我帮助和支持。"

关于医生在治疗中的重要性，我们在前文已做过详细的讨论，此处不再赘述。基于前文列出的原因，我建议你在开始治疗之前，至少咨询一次医生。

建议 8：为阅读本书腾出时间并使用提醒功能

"我在手机上设置了定时闹钟，提醒我在头脑最清醒的时候去看这本书。一般我上午比较清醒，所以我定了上午的闹钟。"

许多人表示，他们在治疗中会遇到困难或忘记做一些事情。还有，在他们觉得任务有点难的时候，他们就会把事情往后拖，推迟做。这种行为倾向非常普遍，我们称之为"拖延症"。鉴于此问题，我强烈建议你设置一些提示，提醒你按时完成治疗任务。所以，在治疗的这几个星期里，你可能要写一下每日生活计划。想一想你在心情好的时候会怎么安排自己一天的生活。也许你会在厨房墙上贴一张日历计划表，也许你有一本日程簿，或者你会在手机上用记事应用程序做日程安排。不管你使用哪种工具，请将治疗任务写进去。从现在起，养成这个习惯，在接下来几天

的日程安排中预留一些时间，让你有时间继续阅读这本书。

建议 9：把你取得的进步与你的近况做比较，而不要与你的最佳状态做比较

"我的心理健康指导师汤姆（Tom）建议我，在每天晚上临睡前，努力去回想我今天取得了什么成就，而不要去想我有什么失败之处。这对我来说太难做到了；这也让我意识到了，我对自己多么苛刻。"

很多抑郁症患者认为自己是个"失败"、无用的人，或者总觉得自己"不够好"。这种想法和前文症状列表中的"自我价值感低"有关。在"将你的现状和你最佳状态做比较"等思维模式的助推下，这些消极的无用感会如烈火烹油般愈演愈烈。而这种思维模式的有害之处在于，即使你在治疗过程中有所改善，即使你的付出得到了回报，可能你还是会觉得自己做得不够好。这样一来，你的治疗积极性很可能会下降，治疗效果也就会受到影响。有鉴于此，我们应该试着对自己多一点同情心，把自己的现状与上周或治疗开始时的情况进行比较。刚开始时，你可能会觉得很难做到这一点，但时间一长，你就会觉得越来越容易，而且能明显感觉到自己的成长。你的积极性也会随之大幅提高。定期回顾一下自己的 PHQ-9 评分和自己写的记录，可以帮助你判断自己到底有没有进步。

学会获取支持，也要学会利用各种支持

有时，你可能想要放弃治疗。产生这种想法是完全正常的，也是在意料之中的。但这种想法其实属于一种恶性循环模式，会进一步加重抑郁情绪。在下一章中，我会解释为什么说逃避是我们用来"维持抑郁"状态的一种方式。所以，你有时可能会产生想要放弃的念头，这是完全可以理解的。然而，如果你能在这个治疗方案中多花点时间和精力，这些想放弃的感觉可能很快就会消失了。想一想你曾因为抑郁而失去过什么，再想一想如果你能克服抑郁，什么东西可以失而复得。这样一想，你的积极性也会更高。如果你遇到困难，可以查阅第三章的"疑难问题解答"部分来"重整旗鼓"。

请注意，欲速则不达，想一想龟兔赛跑的故事！一步一个脚印，方能迈向成功。千里之行，始于足下。不积跬步，无以至千里。每天进步一点点，日积月累，目标终将实现。我们对于完成治疗所需的时间并没有明确的规定。因为治疗时间的长短与许多因素有关，比如，每个人可以在治疗上花多长时间是不一样的，抑郁症的性质也不一样，所以治疗需要的自然时间也就不一样。不过，要想使用这本书自救成功，我希望你能做到以下两点：

1. 读一读，做一做
　　各种活动都试一试，看看哪些适合自己。练习和实践的次数越多，治疗的效果就会越好。请记住，我们都有想放弃的时候。但请你下定决心，坚持读完本书，并将学到的知识运用到实践中去，哪怕你在阅读之前都不确定这本书对你是否有用。我建议你与自己做个约定，给自己至少六个星期的时间，全心投入这次治疗之中，然后再看看你的 PHQ-9 评分是否有所提高。

2. 如果你感觉自己快要撑不下去了，想要结束自己的生命，请立刻向他人求助

我在前文中说过，有抑郁症的人经常会出现自杀的想法，这是抑郁症的常见症状之一。治疗圆满完成后，情绪也会有所好转，而时过境迁后，轻生的念头也会逐渐随之消散。抑郁症患者在思考内容方面普遍存在负性偏向，这种负面思维倾向与消极情绪常常齐头并进，相互依存（将在第二章中详述）。如果可能的话，请试着牢记一个能给自己带来希望的逻辑视角，也许可以打消你的轻生念头。比如，你可以仔细想一想自己有哪些活下去的理由，并把它们一条一条列出来（例如，看日落、照顾宠物、看望子女）。如果你实在想不出来有什么活下去的理由，可以上网找找看，有些网站上列出了一些理由，其中有些理由可能与你的喜好和生活状况十分契合，让你产生共鸣（搜索关键词"活下去的理由"）。又或者，你过去可能也有过类似的情况，比如想过自杀，但后来经过自我调节慢慢好转了。如果有过这样的情况，请你在脑海中把自我调节的这

段回忆重温一遍。这段回忆可能会让你重新看到治愈的希望。仔细想想你当时是怎么应对自杀想法的。也许这次也可以采取类似的应对策略。

如果你有自杀的想法，请按照上述这两种方法，想一些积极乐观（而又现实）的事情，并把它们作为要点一一写下来，通常这样做会对你很有帮助。在你深陷抑郁时，可以把这些要点拿出来，从头到尾看几遍。要点中的这些事情在你感到特别悲伤或绝望的时候是很难自己想起来的。这是因为在悲伤绝望的时候，大脑很难产生积极的想法，也很难提取正面的记忆，而这种时候恰恰是你最需要它们的时候。所以，如果你之前把它们一一都记了下来，这个时候只要重温一遍笔记内容，就可以帮你唤回记忆、平缓心情。你可以翻到"工作表格合集"部分，找到表格2，在上面列出值得你活下去的理由，并写下你之前是如何应对并走出低谷的（如果你以前出现过类似情况的话）。写完之后，你可以用手机拍照留存，以备不时之需。

在整个治疗的过程中，最重要的是要保证自己的安全，才能让自己走出抑郁的"黑暗深渊"。如果你感觉病情越来越严重，脑海中经常出现自杀的念头或者有伤害自己的打算，请立刻寻求帮助！

　　把你的心情和感受告诉你的医生或精神卫生专业人员。他们可以帮助你！告诉其他人也行，比如一个值得信赖的朋友或家人，他们也能帮你渡过难关。如果你在英国，你可以直接联系当地的心理危机干预中心（其他国家应该也有类似的机构），也可以通过你的家庭医生、当地医院的急诊科或警方，来与心理危机干预机构取得联系。心理危机干预中心一般有一支专业队伍，他们常常帮助有自杀倾向的人稳定情绪，已经积累了丰富的相关经验。

让改变发生

　　许多人发现，工作表格 3 这项练习有助于提高他们参与治疗的动力，如果没有这项练习，他们很难坚持完成治疗。请认真思考一下下面的问题，并将答案写在工作表格 3 中，这可以帮助你专注于自己的改变。字数没有要求，你想写多少字就写多少字。写好后，我会帮助你设定明确的奋斗目标。

改变对我有多重要

　　想一想抑郁症如何束缚了你的发展、禁锢了你的人生，把这些都写下来。另外，再写一写如果抑郁症久拖不治或恶化，将对你的生活产生什么样的影响。它在现在及将来如何阻碍你去实现抑郁前为自己设定的目标？你为了这一问题做出了怎样的牺牲？想象一下，你今晚睡一觉，明天醒来一切如你所愿，这样的话，抑郁对你来说就不再是个问题。请写一下，如果真的有这一天的话，你的生活会是什么样子，会和现在有什么不同呢？

我是否有机会改变自己

我想请你想象一下，本治疗可能需要（权且假设）八个星期，每天会花一小时左右。为了能在这两个月中把治疗任务放在首位，你的生活安排需要做什么调整吗？你是否需要做些什么来支持治疗，比如购买日程簿、笔记本，或者在手机上学习使用相关应用程序？还记得我们之前说过可以使用手机上的日历提醒或闹钟。你还想得到还有什么其他的东西可以对治疗有帮助吗？也许可以在个人习惯上做些调整（比如，每次泡茶或泡咖啡时都把这本书拿出来看十五分钟，或者把这本书放在床头柜上）。你是否需要停止做一些事情，好让自己有时间和空间来阅读及治疗？制定切实可行的具体措施，可以大大提高你的治疗效率。

学会未雨绸缪

在上一个练习中，我请你思考了这样一个问题：如果抑郁不再困扰你，你的生活会是什么样子。现在，我想请你想一想，你需要经历什么过程才能实现这一心愿，回归到自己想要的生活。其实，实现这一心愿的方法并不难，就是把这个大目标分解成更易实现且更有针对性的小目标，在两三个月的时间里逐一实现。一个个的小目标就像一阶阶的"梯级"，叠在一起形成一个"阶梯"，助我们走出抑郁的"黑暗深渊"。这些小目标可能和你以前常做但现在不再做的事情有关，也可能和你将来想做的事情有关。它们通常与你的个人价值观及喜好（你认为对自己来说很重要的事情）保持一致。这就意味着这些目标对你有吸引力，让你能更好地全情投入，去实现这些目标，而且实现这些目标也会对你的情绪产生很大的影响。打个比方，一个以事业为重的人和一个以家庭为重的人，两者为自己设定的人生目标可能截然不同。一般来说，我们可以从以下几个价值领域来制定自己的目标：

1. 工作：该领域的目标可能与找工作或升职有关，如果你想要参与一些有意义的活动，丰富生活体验，那么也可以把寻找志愿者工作当作该领域的目标。

2. 人际关系：如果你感到孤独，那么你可能要将这一领域纳入你的目标规划中。也许你想找到心仪的另一半，也许你想扩大自己的朋友圈，或者你也想多花点时间陪陪重要的人。

与家庭和教育子女相关的目标也属于这一领域。个体搭建的社会支持系统越完善，就越容易远离抑郁症状的伤害。

3. **住所**：如果你特别重视你的居家环境，或者你的居家环境阻碍了你实现其他目标（比如，家里又脏又乱，让你不好意思邀请别人到家里来玩），那么你可以在这一领域设置一个目标，比如搬家、装饰房间、更换花园植物和打扫房间等。

4. **空闲时间**：如果你觉得无聊，那么培养兴趣爱好可能会对你有所帮助。也许你不再去电影院看电影了，也许你想加入一个读书俱乐部？也许你不再去看当地球队的比赛了，也不再和朋友交换拼图玩？

5. **教育 / 培训**：该领域的目标与自我发展有关。也许你会对当地某项成人教育课程感兴趣，或者在工作单位参加一些额外的培训？

6. **心灵 / 精神信仰**：这一领域的目标与心灵层面的自我发展（比如，学习冥想）有关。也许精神信仰曾是你生活的重要组成部分，但它现在已经不那么重要了。如果是这样的话，你可以设定一个小目标，让自己回归正常的精神生活，比如定期冥想。

7. **身体 / 体育锻炼**：不少人在抑郁后，生活自理能力都有所下降。在这方面可以给自己定一个目标，那就是每天洗澡、换衣服，收拾好自己，也就是说不需要再做其他准备就可以直接走出家门（比如，为了实现另一个目标）。抑郁后，人们进行体育锻炼的次数也会逐渐减少甚至完全停止。然而，锻炼对人的情绪有很大的影响。不少抑郁症的治疗方案设计都是以增加运动量为主，这在临床上也取得了显著的疗效。如果你不常运动的话，可以在这方面制定一个小目标。请记住，这并不是说一定要你花钱去健身房，而是只要在日常生活中做一些小调整就可以了，比如短途出行时不开车，改成走路或骑车去上班或办事，日积月累，持之以恒，就会有收获。将运动融入日常生活，最好选择自己喜欢的运动方式，你会获益良多。如果你更适合温和的运动方式的话，可以找一找坐在椅子上的运动方法，也可以选择为老年人量身定制的健身项目。在英国，你可以请家庭医生根据你的体质帮你制定运动处方。其他国家和地区应该也开展了类似的项目或计划①。

这些价值领域之间也存在着相互影响和相互作用的关系。比如，志愿者工作可以以**人际关系**为主（如关爱老人志愿服务活动），也可以与**身体／体育锻炼**有关（如去当地的动物救助中心做遛狗志愿者），或者包含**教育／培训**元素（如在当地文化遗产铁路保护慈善机构学习开火车）。你可以通过实现某个**身体／体育锻炼**目标来达成人际关系目标（如加入当地的徒步协会），这样一来，一次行动就可以实现两个目标，从而达到"一石二鸟"的效果。

———————

① 在国家体育总局运动医学研究所以及中华运动康复医学培训工程多名专家的编写和反复修订下，中国于 2023 年发布了《运动处方中国专家共识（2023）》，对不同人群提出了不同的运动建议，高质量提升大众科学健身水平。——译者注

现在，请翻到"工作表格合集"部分，找到工作表格4，对每个价值领域进行评分，用这种方式来确定自己应该在哪几个领域设置目标。每个问题下有两个等级评分项，需要你分别从以下两个方面对问题进行评分：①重要（该价值领域对你来说有多重要）；②需要（你在该领域是否有未满足的需要，还是说绰绰有余）。

两个方面的等级评分都很有用，因为如果你已经在某个重要价值领域中实现了相关目标，那么在这一领域制定新的目标可能会更加困难。如果你相当看重人际关系，但是你觉得自己已经在生活中建立了广泛而良好的人际关系，那么你可以将该价值领域评为"重要"但"不需要"。在理想情况下，你要制定目标的价值领域需要达到以下两个条件：在重要方面评分较高；在需要方面评分高于"有一定需要"。

现在你已经确定好自己应该在哪几个价值领域中设定目标。尽量不要把所有的目标都设置在同一个价值领域，就像我们常说的"不要把所有鸡蛋都放在同一个篮子里"。现在让我们从目标的结构入手，看看该怎样构建一个有效的目标体系。以下是目标的一些原则。

1. **具体的**：比方说，不要制定一个"要快乐起来"的目标，而是想一想你生活中缺少了什么让你不快乐。将上述几个价值领域在你脑海中过一遍，看看是否有什么事情或爱好是你想重新拾起来的。比如，你可以设置这样的具体目标："活跃的社交生活"或者"找一份新工作"。

2. **可衡量的，方便记录进步**：快乐是很难衡量的（虽然这通常与 PHQ-9 评分降低有关），但你很容易就可以确定自己是否又和朋友见面了或者投简历找工作了。

3. **现实可行的**：也许你想要制定的目标是找到真爱、结婚或者找到"梦想中的工作"。别着急，有些东西该来的时候自然会来，但是不太可能在你治疗的这两三个月中突然到来。你制定的目标最好在短期内就能实现，这样会让你更有动力。你可以在治疗后期对目标进行复盘和评估，必要的时候也可以进行调整，再把目标定高一些。所以如果要制定一个切实可行的目标，你可以将上述目标改为"使用交友软件，然后线下约会一到两次"，或者"每周发几份简历，获取几次面试机会"。

4. **构建目标要使用积极语言，不要用消极语言**：构建目标时，要写你想要获得或实现的东西，而不要写你想要避免的东西，这样会更有帮助。比如，"与朋友多联系"这一目标比"降低孤独感"目标要更有效。

当你决定好在治疗恢复期应该定哪些目标时，请翻到"工作表格合集"，找到工作表格5，将目标写下来，并根据你现在的目标实现情况对每个目标进行评分。然后，你可以在一个月、两个月以及三个月后对每个目标的完成进度重新评分，以衡量自己的治疗进展。你可以在手机日历上设置提醒，也可以在墙上的日历计划表上标记好日期，提醒自己按计划给目标达成情况进行评分。工作表格5共有三张，每张可以写一个目标，目标数量可以自己决定，写多写少都可以（在"更多资源"部分还有一张空白的工作表格5）。

现在，你已经仔细想过了如果自己能做出改变，生活会发生什么变化，而且也制定了相关目标。在此之前，你也已经在做计划，在日程表中为开始治疗安排时间。我希望现在你已经跃跃欲试，准备好开始治疗。在第二章中，我将向你解释抑郁症的本质，这样我们才能更好地学习克服抑郁的方法。

第二章

了解抑郁症

抑郁的人经常会问自己类似这样的问题：

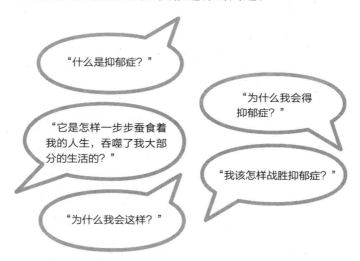

在本章中，我会介绍关于抑郁症的几个关键知识点，并对上述问题进行解答，然后我会进一步详细说明，帮你看清楚抑郁症是怎样影响你的生活的。首先，让我们从几个相关的概念入手。

症状及症状之间的关系

人们通常会因以下原因而寻求心理帮助：

● 情绪感受（"我感到很难过"）。情绪常常可用一个具体的单词表达出来（比如：悲伤、内疚、焦虑或愤怒）。

● 生活方式或**行为**上的改变：一时权宜而不得不多做的事情（"我酒喝得越来越多了"），或者不能再做的事情（"我没法去上班了"）。

● **身体**出现的生理症状（"我感觉很累"或"我胃口不好"）。

● **思维**模式（"有时候我觉得没人在乎我的死活"或"我觉得一切再也不会好起来了"）。

认知行为疗法认为，这几个方面的症状相互之间都存在着互相关联、互相影响的关系（见图 2-1）。比如，多饮酒（**行为症状**）可能会降低睡眠质量（**生理／身体症状**）。睡眠不足可能会引起疲倦乏力（**生理／身体症状**）。疲劳乏力一段时间后（**生理／身体症状**），人可能会变得浑身没劲，什么也不想做（**行为症状**），还可能会产生"一切再也不会好起来"的想法。而这种想法可能会进一步引发悲伤的情绪。明白了各方面症状之间的相互关联和影响，我们就能更好地认识和了解抑郁症。同时，这一关系也告诉我们，**如果心理治疗能改善某一方面的症状，那么很可能其他方面也会随之发生积极变化。**

尽管抑郁这几个方面的症状互相影响的方式是相似的，但每个人的症状却因人而异，各有不同。请记住，在某些时候，比如在考试没考好或表白被拒的时候，感到情绪低落是人的正常反应。我们的目的不是消灭正常的痛苦感受，因为那样会把人变成没有感情的机器人！每个人可能都会时不时感到心情不

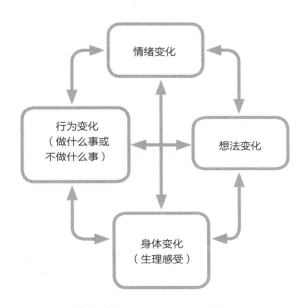

图 2-1　症状与症状之间相互关联、相互影响

好，但心情不好不等同于患有抑郁症或抑郁障碍。抑郁障碍其实是一种发生在少数人身上的疾病。真正患有抑郁障碍的人绝大部分时间都处于抑郁心境中，几乎每天都过得特别痛苦。

抑郁症的表现和后果

抑郁症患者的故事

接下来，让我们来了解一下索菲亚和胡安，他们都曾患有抑郁症。本章会详细介绍他们患抑郁症的经过，他们自己也会在第五章中现身说法，详细讲述自己与抑郁作斗争的心路历程。许多人发现，了解抑郁康复者的真实经历是非常有帮助的，可以给备受抑郁折磨的人带来信心，鼓励他们不要放弃，继续前行。希望你在阅读的过程中能思考以下几个问题，并获得启发：

● 他们在哪几个方面表现出症状，这几个方面的症状之间有什么关联？

● 他们面临哪些挑战？

● 他们做了什么才得以康复？

索菲亚，35 岁，和父母住在一起。她在一家保险公司工作，在一次升职面试失败后深受打击，因而求助。

胡安，20 岁，学生，曾因同学发现他是同性恋而遭受校园霸凌，上了大学后也在校园里煎熬度日，他不去上课，也不交新朋友，一个人独来独往，时常感到孤独，学习成绩也开始下降。

索菲亚和胡安的个人情况、文化背景、年龄或生活方式可能与你有所不同，然而，他们所使用的治疗技术和你即将学习的治疗技术完全相同。在第五章中，你可以细读他们的完整故事，了解他们使用自助认知行为疗法而有所好转的缘由始末。此外，他们都谈到了自己在哪些方面进展顺利，在哪些方面遇到挑战，并讲述了自己一路上过关斩将、克服困难的过程。你在治疗过程中可能也会经历坎坷挫折，学习他人的经验可以帮你一直走在正确的轨道上，行稳方能致远。

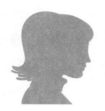

索菲亚的故事

索菲亚今年 35 岁，在一家保险公司上班。一直以来，她都感到悲伤，萎靡不振，常常觉得自己很丢脸（情绪感受症状）。她与父母住在一起，近来都不怎么出门。她不喜欢社交，在家里也没有精神，不爱动弹，更无法面对自己要回去上班的现实（行为症状）。她认为自己是个失败者，觉得自己被公司团队排除在外，已经不再是他们中的一分子了。她还认为经理在利用自己。如果她回去工作，团队中其他人肯定会在背后嘲笑她（思维症状）。目前她请了病假在家休息，只要一想到要回去上班，她的心脏就怦怦直跳（与焦虑因素相关的生理/身体症状）。此外，她还常常感到疲倦，难以入睡，食欲增加，从而导致体重增加（生理/身体症状）。

索菲亚已经有一段时间对自己在公司中的定位和角色感到不满意了。她在同一个岗位上已经工作了 7 年之久，感觉自己对本职工作已经"了如指掌"。团队的同事把她当成可利用的资源，遇到问题就来问她。她为自己专业经验丰富而感到自豪，也花了大量时间来帮助同事。同事们都把她当作专家看待。当公司发布招聘消息，要招一位团队负责人时，她非常高兴，因为她坚信这个职位非她莫属。团队中其他人都知道她已经申请了这个位置，也都认为她能成功。虽然好几名其他团队成员也申请了这个职位，但是他们都告诉索菲亚说自己只是在进行面试演习，有她在，他们都不抱什么希望。但是，因为这个职位是面对全公司员工进行公开招聘的，所以其他地区的员工也来应聘了，其中一个人打败了索菲亚，成功获得了这个职位。

索菲亚的另一半也开始为她感到担心，他无法劝她出门和他一起出去走走（**行为症状**）。他们在一起时，不是待在她父母家里就是待在他的公寓里。由于体重增加，索菲亚在外出时感到很不自在。在遇到像上楼梯或下车这样的情况时，她的膝盖还会隐隐作痛。她认为大家都在看着她，都觉得她没有吸引力（**思维症状**）。她的朋友们也很担心她。以前索菲亚有时会和一个朋友出去散步，也参加了读书俱乐部，那时她晚上还喜欢和一群朋友一起玩桌游，但现在这些活动她都不再参与了。如果有朋友联系她，她就会找借口不出门（**行为症状**）。

她还记得五年前自己和男朋友分手时也曾陷入抑郁之中。当时她去看了她的家庭医生［查特吉医生（Dr. Chatterjee）］，查特吉医生给她开了一些抗抑郁药。但是她记得自己上次服用这些药时体重有所增加，所以这次她不太想吃这些药了。这次去见查特吉医生时，他认为索菲亚暂时还没有能力重返工作岗位，所以给她开了一张病假条。他仔细询问了索菲亚有些什么症状，问她最近生活中发生了什么事引发了这些症状。在对她的生活进行了充分的了解之后，查特吉医生得知了索菲亚不再参与许多活动，也发现了她因为自己长胖和膝盖疼痛而不开心。查特吉医生建议，如果她能减掉一些体重，膝盖疼痛可能会有所好转。此外，他认为索菲亚可能患有抑郁症，并向她推荐了一本心理自助类图书，认为这会对索菲亚有所帮助。他说，这本书里不仅有很多抑郁症的相关知识，还介绍了一种名为"行为激活"（behavioural activation）的认知行为干预措施，如果索菲亚能在阅读过程中学会这一干预方法，就可以克服重重困难，走出抑郁。

刚开始，索菲亚不太相信一本书就可以帮她解决这些问题。但是，当她开始阅读这本书以后，很快就意识到，自助认知行为疗法是治疗抑郁的推荐疗法之一，能有效解决她的问题。此外，因为她可以按照自己的节奏来学习和治疗，所以她认为用这种方式治疗起来非常方便。你可以翻到第五章，了解索菲亚在治疗时有什么感受。

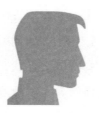

胡安的故事

胡安今年 20 岁，是一名在校大学生。他觉得自己与其他同学不太一样。他不信任他们。他时常感到悲伤和孤独（情绪感受症状）。他住在大学宿舍楼的一套公寓里，常常待在自己房间，不去公共区域。他一个人独来独往，不与其他人交流。如果那天他能出门去上课的话，他会在快上课时才进教室，进去后默默坐在后排，下课后马上悄悄离开，不给别人注意到他的机会。如果去学校吃午饭，他会自己一个人吃。他大部分时间都躺在床上或者玩电脑。有时，会用剪刀戳自己手臂内侧的肉，以减轻内心的痛苦（上述都是**行为**症状）。他觉得自己比以前更加疲倦，而且食欲不振（生理／身体症状）。胡安喜欢吃快餐，有时还喝几瓶啤酒助眠。他的学习成绩越来越差。他觉得自己不够优秀或与他人不同，认为如果别人真的了解他的话，就会对他产生反感（思维症状）。

胡安从小就与众不同。上大学以前，学校一些同学注意到他不想交女朋友，对女孩子不感兴趣，于是他们开始用挑衅和取笑的方式逼问他的性取向。最后，胡安只好承认自己的性取向异于常人。从那时起，他就因为自己的这个问题一直遭受校园霸凌。但他从未将此事告知老师，也没有透露给家长，因为他担心如果告诉老师和家长，后果也许会更严重。所以他默默忍受着，慢慢地变得情绪低落，害怕上学，甚至开始逃学。

中学毕业后，他去了另一座城市上大学。他以为换一座城市换一个校园就可以开始新生活。虽然大学的氛围更加多样化，也更加包容，但他仍然不能相信其他人。胡安在圣诞节放假回家时，他父母也感觉到他很不开心。他母亲是一名护士，劝他一回学校就要尽快去见自己的家庭医生。

他的家庭医生姓刘，他建议胡安联系当地的"提升心理治疗的可及性"服务机构。胡安给该服务机构打了电话，一位名为皮特（Pete）的心理健康指导师给他回了电话，为他预约了首次初步筛查的时间，并告诉他在筛查的同时也会和他一起讨论他有什么问题，以及他可能需要什么帮助。在电话中，胡安得知可以选择电话、视频通话治疗，也可以在当地一个社区中心和皮特面谈进行治疗。因为周三下午没课，所以他约好周三下午去见皮特。皮特向胡安解释，他之所以一直处于抑郁状态之中无法自拔，是因为这种状态背后隐藏着某种循环模式（本章后文会详述），随后皮特向胡安介绍了一种对他有帮助的治疗方法。

胡安对这种治疗方法很感兴趣，他感觉这种方法也许可以解决自己的问题。皮特说，他们会用这本书来指导治疗。胡安认为这个办法很好，有了这本书，即使不在会谈时间里，他也能随时可以了解一些治疗的原理。而且一旦有任何疑问，遇到任何"小插曲"，或者对治疗的任何方面感到不确定的话，他可以在下次会谈中征询皮特的意见。皮特说，这本自助认知行为疗法的书写得简单明了，会一步一步带着胡安完成整个治疗过程，而胡安也可以自己控制治疗的进度。书中介绍的认知行为疗法技术称为"行为激活"技术（将在第三章中详述），是一种结构化、分阶段进行的方式，可以帮助人们逐步战胜抑郁症。这种技术让胡安养成了健康的生活方式，从而改善了他的情绪和其他症状。在第五章中，我们可以看到胡安使用自助认知行为疗法的具体过程。

常见问题解答

索菲亚和胡安的故事告诉我们，不同的人对抑郁的感受可能截然不同，症状也可能不一样。关于抑郁症，你可能还有很多问题，也许你也想知道自己为什么会得抑郁症。下面有几个关于抑郁症的常见疑问，我会试着给出解答。

问题 1：什么是抑郁症？

第一章中我已经介绍了抑郁症的症状。为什么会出现这些症状？这些症状有什么作用和影响？

总体来说，抑郁症是一种复杂的疾病。我们可以从不同角度来理解它，因而也发展出了不同的治疗方法。因为我们下一章要介绍用行为激活疗法来治疗抑郁症，所以我会着重从与行为模式相关的角度来对它进行解释。

我们为什么要这样做（换句话说，为什么要有某种表现或行为）？有些事情为什么我们不再做了（更具抑郁症特征）？这些问题的答案能帮助我们更好地认识抑郁症，才会真正理解自己抑郁后为什么会有这样的感受和表现。

要回答这些问题，我们首先需要来了解一下抑郁症背后的几个重要机制：

● 获得奖励（reward）和远离烦忧 [①]（relief）（我们的行为动机）。

● 生活事件和压力（抑郁症的常见诱因）。

[①] 行为主义理论把动机分成内外两种，其中外部动机是由外来因素（如奖励和惩罚等）引起的。奖励动机指个体为了获得奖励或认可而采取的行为动机，如物质奖励、荣誉奖励等；惩罚动机指的是个体为了免受惩罚或避免不良的后果而采取的行为动机，如恐惧、厌恶等。作者在此处没有用"punishment"（惩罚）一词，而是用了"relief"一词，意思是避开某些讨厌的事物或不良后果。为了保持与原文一致，故而将"relief"译成"远离烦忧"。——译者注

● 行为消退、逃避和暂时解脱（relief）[1]（行为减少的过程）。

获得奖励和远离烦忧

我们通常会做出某些行为，要么是因为我们发现这种行为能使我们获得奖励，要么是因为这种行为能带给我们一种远离烦忧的感觉。如果你和动物相处过的话，你就会意识到这个原理。比如说，如果你在花园里放一个喂鸟器，鸟儿就会经常来光顾。鸟儿来光顾喂鸟器这一行为是因为他们得到了奖励：在这里很容易就能找到食物。你的行为（买鸟食放到喂鸟器里）也得到了奖励。对你来说，奖励就是鸟儿飞到你家花园里，让你产生兴奋感。所以只要这些奖励保持不变，你和鸟儿都可能会继续这种行为模式。你们都会因适当的奖励而动力满满，干劲十足。

这一原理已在实际生活中得到广泛应用，应用范围比你最开始想象的还要大许多。实际上，我们可以用这一原理来解释我们所做的许多事情。比如，以下是一些常见的奖励，对我们的行动起到激励作用：

● 零花钱、奖金或升职机会。

● 买新东西，如衣服、手机。

● 在比赛或游戏中获胜。

● 吃甜食、做美甲、按摩等感官享受活动。

---

① "relief"指的是焦虑、痛苦等不良情绪得以消除或缓和后的轻松感，根据上下文，此处将该词译为"暂时解脱"。——译者注

- 相互拥抱、微笑、温柔地拥入怀中、亲密接触。

- 与我们喜欢的人交往互动。

- 新鲜感和兴奋感，比如你在个人学习和成长中可能会获得这样的体验。

- 听音乐、看精彩演出或电视节目。

- 积极情绪，如快乐或自豪。

让自己远离烦忧也是一种激励①，只不过是通过避免或减少不愉快的事情而产生的激励。我们会参与一项活动或调整自己的行为，以减少或避免：

- 不舒服的身体感觉，比如，出汗、饥饿或疼痛。

- 不认同和其他形式的负面反馈，比如上司或恋人给出的反馈。

- 监禁或罚款（比如，超速或乱扔垃圾的后果）。

- 长时间或高负荷工作（比如，因表现出色，上司让你提前下班，你得以从高压工作中抽身出来）。

- 不愉快或有压力的环境（比如排队等待、人潮拥挤或交通堵塞）。

- 浪费个人资源，比如迷路（浪费时间）或被骗（浪费金钱）。

- 不愉快的情绪，如内疚、受挫或焦虑。

---

① 为了追求奖励而采取的行为被称为正向激励，而为了避免惩罚或远离烦忧而采取的行为被称为负向激励。——译者注

　　我们的大部分行为都是为了追求奖励和远离烦忧。想一想昨天你做的事情，有哪一件不是出于这两类动机？就拿我写这本书的行为为例，以下是我能得到的奖励：

　　● 对患者来说，这本书可以成为他们的有用工具；对我来说，这本书也能提高我的治疗效率。

　　● 这本书连同我写的其他图书和文章，会让我赢得同事的尊重，也会帮助我以后在心理学方面开拓职业发展新机遇。

　　● 我可以在我的个人网站上提到这本书，可能会吸引更多抑郁症患者前来求助。

　　● 我写这本书可以赚钱。

　　● 我享受创作的过程。

　　以下是几项可能可以远离的烦忧：

　　● 如果我现在不去写的话，我可能无法按时写完，出版商就会对我失望（写完这本书，我就不会产生内疚感，不会让自己难受）。

　　● 我已经和出版商签订了合同，如果不写或者迟交书稿，可能需要承担违反合同的后果。如果我能按时写完，这些后果都可以避免。

　　● 如果拖到最后才开始写，我会有压力。所以我得合理安排写作时间（摆脱未来的压力）。

　　● 如果我写得不好，可能会得到负面评价（这会影响我的情绪），因此我有动力尽自己最大努力来写好这本书（远离负面情绪的滋扰）。

从这个角度来看，在动机方面，我们有点像"提线木偶"，我们的一举一动都被绳子控制。只不过操控我们的不是傀儡师，而是可以获得的奖励和可以远离的烦扰。我们身上的绳子层层叠叠，形成一张大网，在对奖励的吸引力或对烦扰的排斥力作用下，引导着我们大部分的行为。因为每个人的价值观和爱好不同，所以每个人身上的网的形状可能也会不一样。比如，也许我喜欢看电影，而你更喜欢去听演唱会；也许我喜欢一个人跑步，而你更喜欢和朋友一起散步。

那么，为什么我们的行为会发生变化？一旦我们追求奖励和远离烦忧的能力发生变化，我们的行为也会随之发生变化。如果邻居花园里放了一个更大的喂鸟器，许多鸟儿就会飞去隔壁花园，来你家花园的鸟儿就会越来越少。你的行为也可能随之改变。你可能不再经常往花园里看，慢慢地，这一行为也就逐渐消失了（我们称之为"行为消退"）。这是在抑郁症患者身上常见的一个重要过程。就像木偶身上的绳子被剪断了，木偶会瘫倒在地（collapse）一样，一旦我们失去了追求奖励和远离烦扰的动机，退缩不前（抑郁症的常见症状），我们身上的绳子也会断开，我们也会面临崩溃（collapse）。

生活事件和压力

引发抑郁的原因有很多，最普遍的一个原因是生活中发生变故（我们称之为生活事件），比如：失业、失恋或生病。然而，正性生活事件①（比如初为父母）也会引发抑郁。因为这些事件都会对获得奖励和远离烦扰的可能性产生重大影响，比如失业意味着丧失收入来源（因而失去购买新东西的能力），随之可能会面临经济上的压力和困境（一旦到了这一地步，烦忧就在眼前，似乎很难避免了），这会让你失去来自同事的社会支持，也会让你失去在工作环境中学习、获得激励和成长的机会。同样，新手父母也会存在睡眠不足、支持匮乏，以及激励因素缺失等问题。此外，新手父母可能暂时无法参加以前可以给他以奖励的活动（比如，出国旅行、去健身、去看电影或去酒吧玩）。一下子失去这么多人生乐趣，人可能会崩溃，而情绪崩溃正是抑郁症的特征之一。

长期压力大，也是诱发抑郁的一个常见因素。比如：职场欺凌、慢性疾病或婚姻不幸等都属于长期压力。这些因素都会以类似的方式引发抑郁。

行为消退、逃避和暂时解脱

这种崩溃的特征之一就是活动减少。如上所述，如果奖励消失，那么之前能让我们获得奖励的行为也会随之消退，例如：

● 如果你被裁员，不用去上班，那么早上起床、洗漱和穿衣服获得的奖励就会减少。

---

① 正性生活事件指的是个人认为对自己的身心健康有积极作用的事件，如结婚、生子、升职、获奖等。——译者注

● 如果你的注意力不够集中，在阅读时无法抓住文章的主要线索，那么看报纸所获得的奖励就会减少。

● 如果没人来你家做客，那么打扫房屋的奖励就会减少。

这种崩溃的另一个相关因素是逃避或回避。为了躲开或避免不利情境和负面情绪，人们会选择逃避。对抑郁患者来说，以前一些积极或中性的情境在他们眼里都可能会变成不利情境。比如：

● 如果你失业了，担心自己付不起账单，那么打开信封这个动作可能会引发焦虑情绪。

● 自己单身（或刚分手），而朋友都是成双成对的情侣，和他们一起玩可能会感到尴尬或心里难受。

● 当你觉得疲惫或者精力不足时，锻炼身体就变成了一种惩罚。

● 当你变得比以前更易怒或脆弱时，和他人聊天也会显得比以前更具挑战性。

生活事件可能会引发各种问题，这些问题越来越多，与每天要做的事情累积在一起，会让人感到不堪重负。在如此重压之下，人们就经常会选择逃避问题。逃避问题可以暂时缓解痛苦，带来一种暂时解脱之感，但这种效果是短暂且无用的，很少能真正解决问题，只会让你的长期压力越来越大。比方说：

● 不支付账单的逃避行为可能会产生债务问题、信用评分下降，甚至有被起诉的可能。

● 不给车做保养的逃避行为可能会导致汽车抛锚和维修费用增加。

● 在被公司辞退后不找工作的逃避行为可能会让生活过得更加拮据。

● 在大学里逃课，可能造成学习跟不上甚至考试挂科的后果。

● 使用不健康的应对策略（比如物质滥用或安慰性进食①）来逃避各种困难情境，可能会导致问题长期没有得到有效解决，反而越积越多。

对我们生活在远古时代的祖先来说，上文中描述的崩溃可能具有积极的进化意义。自人类诞生以来的大部分岁月里，我们所面临的压力既不是失业，也不是职场霸凌，而是冬天食物匮乏、遭野兽袭击以及受伤后如何康复。在极端条件下，停止、退缩、恢复和重新整合的能力（抑郁症相关过程可以激活这些能力）也许有利于人类生存。在心理学中，这种崩溃有个专业名字，叫作"行为关闭"②。

---

① 安慰性进食（comfort eating）指通过吃来安慰自己、抚慰情绪的行为，也可以称之为"借食消愁"。——译者注

② 行为关闭理论认为，抑郁症实际上是一种进化的防御策略，而不是神经生理功能障碍的结果。它表明抑郁症可能代表了一种进化趋势，即在应对慢性危险、压力或持续无法实现目标时，减少能量支出，从而降低能量消耗，保存能量。自然界中就有许多关闭机制的例子，比如睡眠、冬眠等。——译者注

这不禁让人想起一个荒岛求生比赛的电视节目。节目组把自愿报名的参赛人员扔在一个遥远的荒岛上，他们之间相距甚远，每个人都只允许携带少量工具来帮助自己生存下来。如果有人无法忍受想要离开，可以打电话宣布退赛，剩下的最后一个人会赢得现金大奖。该节目举办了好几个赛季，在其中一个赛季中，有人就靠着将生活调至"极限低耗模式"而赢得了比赛。那是一个寒冷的冬天，当其他参赛人员都在动手搭建小木屋时，这个人为了节省能源，蜷缩在一个隔热性能好的洞穴里。这个洞穴很小，比一个睡袋大不了多少。躲在这里可以让他保存体力，不必消耗大量能量去建造一个更大的避难所并设法保暖。在寒冷的冬天，鱼儿都躲在湖底，陆地上的动物也出现得越来越少，每天他似乎只做一件事，那就是爬出洞穴（洞穴靠近湖边），吃足够多的水生植物来勉强维持生命，然后再回到洞穴中。在那段日子中，几乎没有什么可以给他带来奖励，只有在免受饥饿和寒冷时得到暂时解脱。在整个赛季中，他独缩一隅，把行动消耗减少到最低，节省了自己的能源，虽然他极度不开心，但这个方法非常有效。在整个节目中，他基本上处于"行为关闭"状态，但正是这种行为关闭状态，让他得以生存下来。

接下来，让我们来了解一下，这些机制如何相互作用，以致抑郁症持续发展。

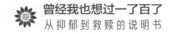

问题 2：为什么得了抑郁症以后感觉它吞噬了我的生活？

如图 2-2 所示，我们可以把这种崩溃和逃避的过程理解成一个恶性循环模式（症状之间相互关联、互为因果、周而复始、循环不已的发展模式）中的一部分。这种循环模式使得抑郁得以持续发展，慢慢地，它对生活的吞噬面积也越来越大。这个恶性循环的主要环节就是前文所说的在生理/躯体、行为、思维和情绪方面的症状。在索菲亚和胡安的故事中，这些症状也被一一分析，并在括号中加以强调。而启动这一循环的往往是生活事件或持续的压力（如图 2-2 中方框 1）以及在获得奖励和远离烦忧方面的变动（如图 2-2 中方框 2）。

方框 2 也包括了问题越来越多，而这些问题的源头可能就是生活事件和长期压力。比如被裁员可能需要找新的工作，也可能因为新工作在其他城市，所以需要卖掉房子搬到新城市。这么多事情，需要花大量精力一件件地处理，而此时若得了抑郁，人就没有足够的能力来应付这些琐事。

每个人的症状相互作用的方式是不一样的，所以你的循环模式也许和其他人会略有不同。方框 3 到方框 6 展示的是恶性或"持续"循环的过程，这个循环揭示了抑郁症状是怎样持续发展（甚至加重）的。方框 2 中的因素会让人的意志活动减退或行动消退，而逃避退缩行为则会有所增加。久而久之，生活会变得越来越空虚，问题也会堆积如山、积重难

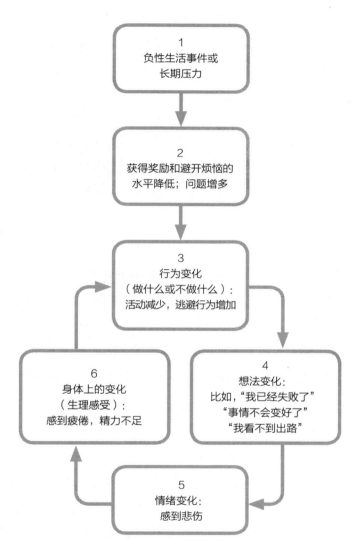

图 2-2 崩溃和逃避的恶性循环

返，于是，人就会更悲观，产生许多消极想法（比如，"我把事情越搞越糟，永远不会有改善了""我的生活一团糟""分手后，我再也找不到能让我如此深爱的人了"）。然后，因为想法会引发情绪，悲观的思维模式会引发悲伤、愤怒或内疚等负面情绪。在这些情绪的影响下，我们的身体会出现一些症状（比如疲倦或难以集中注意力）。而身体的症状又会反馈到循环中，进一步造成意志活动减少，逃避行为增加。各个方面的症状就这样变化着，周而复始，循环往复，让抑郁持久不愈。

我们远古时代的祖先能从崩溃中重新振作起来，其主要触发点可能在于他们周围的恶劣生存环境发生了积极改变，比如春天来临、气温转暖、食物增加。而到了现代，能让我们重振的触发因素就没有那么明显了。现代人一旦得了抑郁症，就会感到自己陷入了一个"黑暗深渊"，不见天日，永无出期，而且随着时间的推移，这个深渊似乎变得越来越深，也越来越暗。

问题 3：引发抑郁症的原因是什么？

不是每个人都能找出自己得抑郁症的原因。那是因为，抑郁症一般都不是由单一因素导致的，而是由多种影响因素共同作用引起的。以下列出了几项可能引发抑郁症的心理因素：

1. 触发事件：正如前文所提到的，抑郁症常常是（但不一定总是）由负性生活事件或持续的压力引起的，但也可能在正常的人生重要转折点上被触发（在这种时候，获得奖励和远离烦忧的动机机制一般会受到干扰，出现中断）。这样的情况有很多，比如，年轻人从高中毕业去上大学、子女离家后父母面对"空巢"状态，还有老年人从工作岗位上退休。

2. **应对方式**：面对人生需求时，不同的人有不同的应对模式。有些人倾向于通过处理问题来应对，比如，通过思考问题，寻求帮助以及采取行动来解决问题。有些人则倾向于逃避问题，比如不去想这个问题；把注意力转移到其他地方；或者只说不做（如发泄情绪）。这种逃避型的应对方式与抑郁症的易患性有关。使用这种应对方式的个体因为很少能真正解决问题，所以更容易从方框2进入方框3至方框6展示的循环之中。他们也不太可能通过自发努力积极推进问题来摆脱这个循环。

3. **成长经历**：童年有过痛苦经历的人，长大后更容易得抑郁症。儿时痛苦的经历多种多样，比如各种类型的虐待、父母养育不当或忽视、父母感情不和或离婚，以及父母有心理问题或物质滥用问题等。成长经历和抑郁症的易患性之间的关系非常复杂，存在多种可能的关联，比如，如果一位家长有心理或情绪问题，那么孩子有可能在潜移默化的观察学习中习得了这种非常有局限性且不健康的应对策略。

4. **支持的可获得性**：缺乏亲密关系和倾诉对象的人往往更容易患上抑郁症。能给予人支持和帮助的人际关系在充满压力的环境中似乎可以起到"缓冲"作用，可以帮助人抵御压力

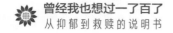
的负面影响。

问题 4：为什么我会抑郁？

正如上文所述，抑郁症的成因通常都很复杂，难以明确判定。而且，心理学界中也没有一种简单的方法可以预测谁会得抑郁症，谁不会得。但我们可以肯定的是，抑郁症是一种常见的心理疾病。据统计，大约有 10% 的人会在生命中的某一时刻受到抑郁症的困扰，而且女性的患病概率比男性更高。抑郁症已经成为现代人工作缺勤的主要原因之一。目前，当务之急是先找出让抑郁症状持续不消退的原因，然后再去寻找战胜抑郁的方法。这一点对于现在的你和将来类似症状再次出现的你都会有所帮助。在本书中，你可以学习相应的治疗技术，然后将技术应用于实践，坚持下去，你就能走出抑郁的"黑暗深渊"。

问题 5：怎样才能战胜抑郁症？

关于这个问题，我有一个好消息要告诉大家：有一种心理疗法可以治疗抑郁症，且经广泛研究证实，对大多数使用者都有效。该疗法以认知行为疗法（在前文中有介绍）为基础，结构化程度高，实用性强，因此非常适合自助式心理治疗。就像我在前文中提过，自助认知行为疗法（本书的主要内容）也被称为低强度认知行为疗法。在治疗中需要使用自助学习及练习资料，而资料中的内容和技术与心理咨询师在会谈中使用的内容和技术是一样的。你可以自己使用这种治疗方法，也可以在受过训练的专业人士指导下使用，但对有些人来说，特别是那些在治疗过程中难以保持积极性的人来说，后者的效果会更好。医生、执业护士或"提升心理治疗的可及性"服务的心理健康指导师都可以在治疗中提供帮助和指导。

问题 6：会复发吗？

我还有一个好消息要告诉你。在接受心理治疗后，60% 以上的抑郁症患者都恢复了健康。而且，就算不接受心理治疗，也有约 40% 的人可能痊愈，知道这一点后，你的心里也许会感到一些安慰。然而，有研究发现，在恢复健康 9 个月以后，接受了心理治疗的人群症状减少的可能性更高，比只接受了家庭医生常规护理的人群高出了三倍以上。由此可见，花时间和精力进行心理治疗是值得的，也是有效果的。

相关统计数据显示，有一些抑郁患者在治愈后确实出现了复发的情况。目前我们无法预测哪些人会复发，哪些人不会。但我们知道，如果人们知道身体或精神出现哪些"小苗头"是抑郁症复发的预警信号，也能对此有所察觉和警惕，那么复发带来的影响要小得多。一旦注意到复发前兆，人们就可以再次使用之前行之有效的技术，预防小小的苗头演变成全面的复发（关于复发的详细内容，请参阅第四章），把伤害缩小到最小范围。但是我也想请你牢记一点，每个人都会有伤心难过的时候，这属于正常的情绪范围。因此，不要把正常的悲伤情绪误认为是抑郁症复发的征兆，这一点非常重要。

第四章中会介绍一些预防抑郁复发的相关措施，我们将之命名为"预防复发工具包"。如果你开始注意到抑郁复发的预警信号（比如，你开始逃避某些场景或事情），你就可以使用这个工具包来预防抑郁症复发。虽然我不能向你保证这些症状以后不会再卷土重来，但是我即将进行介绍的工具和技术能帮你重新振作起来。这些工具和技术会让你终身受用，助你在与抑郁的斗争中始终占据上风。

抑郁症对你有什么影响

到目前为止，我们已经探讨了抑郁症如何：

- 影响我们的行为（做什么事或不做什么事）。
- 影响我们的想法。
- 影响我们的情绪。
- 影响我们的身体。

现在，我想教你把这些理论知识应用于自己的具体情况中。但是在此之前，我想以索菲亚为例，向你展示这些症状之间是如何相互关联、相互影响的，希望能对你有所帮助（见图 2-3）。

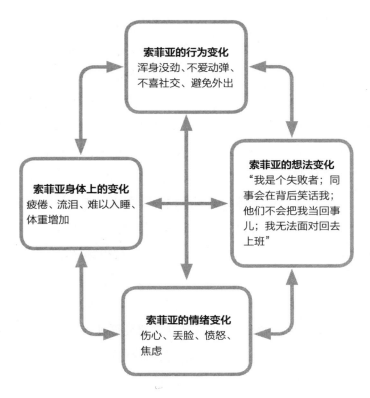

图 2-3 索菲亚的抑郁症状示意图

请参考索菲亚的案例，在工作表格 6 的空白处填写自己的相关抑郁症状：

1. 想一想你在做什么。请在行为变化的方框里写下你不再做或正在逃避的事情。另外，想一想你是否开始做某件事情，只是为了让自己远离烦忧（比如，喝更多的酒来借酒消愁）。

2. 现在请想一想你在抑郁时，脑海中会出现哪些想法（或画面）？请把它们写在想法变化的方框中。这些想法很可能是消极的，内容常常包含你自己（比如"我是一个失败者"）、你眼中的社会现实（比如"没有人爱我"）或未来（比如"一切再也不会好起来了"）。

3. 你有哪些情绪感受？请把它们写在情绪变化的方框中。

4. 当你在抑郁时，是否注意到身体发生了什么变化？请在标题中含有"生理／身体"的方框中写下这些变化。

正如前文所示，这几个方面的症状之间存在着互相影响、互相促进的关系。那么，只要对其中一个方面的症状进行干预，就可以以此为突破口来打破这个恶性循环，使之停止并实现逆转。本书旨在通过改变你的行为症状来实现这一目标。但这个目标不能一蹴而就，而是需要用分步骤、分阶段的方式，提高你的积极性，让你主动重新融入环境、融入社会。我预测，一旦你的行为有所改变，其他方面也会随之出现变化，这样一来，如图 2-4 所示，就会形成一个新的良性循环（图中用加粗边框表示）。在良性循环中，各方面症状会呈现出一种相互影响、逐步减轻的模式，即一个方面症状的改善会带动另一个方面症状的改善。因此，通过治疗进入新的循环后，你的症状会有所减轻，情绪也会有所好转。

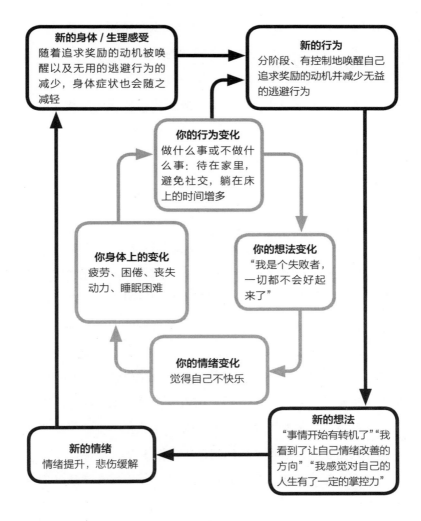

图 2-4 通过改变行为，形成新的良性循环

正如恶性循环需要一定时间才会形成一样，将其转变为良性循环也需要一定的时间。接下来，我会向你展示可以采取哪

些步骤来实现这一转变。其中最大的一步就是你承认自己真的想要改变。这一点你已经做到了。而且你也已经想好了治疗的目标和实施的时间。你马上就要准备好进入第三章，学习如何才能打破抑郁的恶性循环，同时了解需要采取哪些步骤才能让自己的情绪有所改善。

在你继续往下学习之前，我希望你能为自己"画"一道"起点线"，即你开始治疗之前的综合情况速览。这是个很有用的参照物。在以后你对自己的情况进行回顾时，它可以让你追踪观察自己一路以来的改变，并让你了解哪些因素对你的抑郁能产生影响。在"画"这条起点线之前，请查看你在工作表格3中的填写内容。这样你可以检查自己是否做好了一切准备，是否准备好从"在理论上学习如何改变"过渡到"在生活中做出实际改变"。现在你对该疗法的内容有了进一步的了解，如果你有其他想法，请将其添加到工作表格3中。

那么，怎么来画这条起点线呢？就是每天都在"活动记录表"上做记录，坚持一个星期。这张记录表就是"工作表格合集"中的工作表格1，在"更多资源"中还有好几张备用的工作表格1。每当你进行一项活动时，都需要在这张记录表上记录下来，每天记录好几次。同样，当你感到浑身没劲、不想动弹时（如"在床上打瞌睡"），也要记录下来。你不需要记录得非常详细（比如你正在看什么电视节目，或者你吃了什么菜），除非你认为这个细节和你的抑郁有关。你只要把活动的大概内容写下来，比如看电视、在沙发上睡觉或去超市买东西。比如，你可以记录以下内容：

- 你在做什么事。

- 你在哪里做这件事。

- 你大约在什么时候做了这件事。

- 你和谁一起做的这件事（如果你不是一个人的话）。

- 你的情绪感受如何，如果评分范围从 0~10 分，10 分代表你能想象的抑郁最严重的程度，0 分代表完全不抑郁，你会给自己打多少分。

此外，表格上还有一栏，标题为"备注及本周 PHQ-9 评分"，用来写一些当日的重要事项，并记录该星期的 PHQ-9 评分。为了方便记录，你可以随身携带这本书或者工作表格 1 的复印件，也可以在一本小的笔记本上或者在手机应用程序上记录这些信息。这是因为给自己的情绪打分这项记录，在当下作记录比在一天结束后回顾时再记录的准确率会更高一些。表 2-1 是胡安第 1 周的活动记录表。

如果你现在已经完成了第 1 周的活动记录表，那么请花点时间看一看自己写的内容，想想能否从中学到什么：

- 你一般在什么时候感到情绪特别低落，有没有规律可循？如果有规律的话，当时你进行了什么活动或遵循了哪些无用的逃避模式，使得情绪低落有所加重？就胡安来说，他一般好像在早上时感到最难受，因为早上没有安排什么愉快的活动。这时，他就会出现一些逃避行为（比如，不去上课或不学习）。他在缺席课堂后心情特别差，因为上课对他来说是必须参加的活动。但是当他去上课时，他的心情也不好，因为他落下一些功课，上课有些听不懂。这个学业问题一直困扰着他。胡安和他妈妈之间似乎也有问题，就是他因为妈妈为自己烦心而感到内疚，所以有些事情现在不敢向妈妈坦白。因此，未来的一项必要任务是对该关系做出一些调整。

● 在这一个星期里，你是否有心情好一些的时候？如果有，你在进行哪项活动的时候或者之后（甚至第二天）感到心情舒畅一些？胡安好像有几项日常活动，比如去超市买东西这件事会让他心情好一些。他和室友在一起时，好像抑郁情绪也有所减轻。对他来说，这些都是让他更愉快的活动。

如果你在其中没有找到什么明显的规律，也不用担心。这项治疗并不要求你一定要挖掘出规律，但如果有规律存在的话，发现这些规律，对治疗会大有裨益。现在我们可以翻到下一章了。在下一章中，我会对上文提到的几个词进行详细解释，这几个词分别是：

● 逃避。

● 问题。

- 愉快的活动。

- 日常活动。

- 必须参加的活动。

表2-1 胡安第1周的活动记录表

日期：6月4日	星期一	星期二	星期三	星期四	星期五	星期六	星期日
上午	在宿舍，在床上躺到11：00 一个人，9/10	在宿舍，躺到11：30 一个人，7/10	在宿舍，在床上躺到11：00 一个人，9/10	在宿舍，在床上躺到11：30 一个人，8/10	在宿舍，在床上躺到11：00 一个人，9/10	在宿舍，学习到11：00 一个人，7/10	在宿舍，在床上躺到12：00 一个人，9/10
	11：00—12：30 在宿舍，看电视/刷社交媒体 一个人，6/10	11：30—12：00 在宿舍，看电视/喝茶/刷社交媒体 一个人，8/10	11：00—12：30 在宿舍，跟妈妈通电话 一个人，9/10	11：30—12：00 在诊所，看家庭医生 一个人，3/10	11：00—12：30 在宿舍，玩电脑游戏 一个人，7/10	11：00—12：30 在宿舍，继续学习 一个人，6/10	
下午	14：00—16：00 在附近超市，买东西 和室友，4/10	14：00—16：00 在学校，上课 一个人，9/10	14：00—16：00 在附近超市，买东西 和室友，4/10	14：00—15：00 在宿舍，吃镇上买的垃圾食品 一个人，5/10	14：00—14：30 午餐，出去买垃圾食品，然后回宿舍吃 一个人，3/10	14：00—16：00 在附近超市，买东西 和室友，3/10	14：00—16：00 在小餐馆，吃午餐然后散步 和父母，6/10
	16：00—18：00 在宿舍，吃镇上买的垃圾食品/刷社交媒体 一个人，8/10	16：00—18：00 在宿舍，吃镇上买的垃圾食品/刷社交媒体 一个人，4/10	15：00—17：00 在宿舍，洗衣服/刷社交媒体 一个人，4/10	15：00—17：00 在学校，上课 一个人，9/10	15：00—17：00 在学校，上课 一个人，9/10	16：00—18：00 在宿舍，玩电脑游戏/刷社交媒体 一个人，5/10	17：00—19：00 在宿舍，洗东西 一个人，5/10

续表

	星期一 日期：6月4日	星期二	星期三	星期四	星期五	星期六	星期日
晚上	18:00—20:00 在宿舍，吃晚饭 一个人，7/10 20:00—次日2:00 在宿舍，玩电脑游戏 一个人，9/10	20:00—次日1:30 在宿舍，玩电脑游戏，试图学习 一个人，8/10	18:00—20:00 在宿舍，吃晚饭 一个人，6/10 20:00—24:00 在宿舍，洗澡/玩电脑游戏/学习 一个人，6/10	19:00—22:00 在宿舍，学习/玩电脑游戏/刷社交媒体 一个人，8/10 22:00—24:00 在宿舍，看电视/刷社交媒体 一个人，6/10	19:00—19:15 在宿舍，老朋友来电 一个人，3/10 20:00—24:00 在宿舍，学习 一个人，1/10	20:00—21:00 在宿舍，洗澡，学习 一个人，5/10 23:00—次日1:30 在宿舍，和室友在宿舍厨房喝酒 2/10	19:00—23:00 在宿舍，玩电脑游戏，学习 一个人，5/10
备注（本周PHQ-9评分=21）	今天没去上早上9点的课，我感到很难过；我花了大量时间刷社交媒体；在玩了电脑游戏后我有自残行为；别人在网上骂我，我感到很难受	我今天在学校里心情不好，因为上9点的课没去；我发现自己有点跟不上课堂内容了	今天早上又没去上9点的课，我感到很内疚；我知道我妈妈有担心我，我也因此而感到内疚；我觉得和室友出去玩时我的心情会好一些，因为那个时候我想的事情会少一些	早上对我来说是最艰难的；在看医生之前，我感到很紧张，但是他们好像真的能够理解我；当我情绪低落时，我根本学不进去了，太难了	今天和以前的同学聊了会，我们感觉很好，感觉很好，约好了放假回家后要见上一面；挂了电话之后，我坐下来认真地学了几个小时	我放松以后，觉得偶尔和室友聊聊天，听听音乐，这种感觉很好	看到我爸妈的感觉很好，但是我感觉自己得在他们面前"戴上坚强的面具"

采用10分制：10＝我能想象到最严重的抑郁程度；0＝完全不抑郁。

第三章

行为激活疗法

如果你已经看完了第一章和第二章，我想对你竖起大拇指并对你说："太棒了！"希望书中有关抑郁症的内容能够对你有所帮助。我相信你现在已经对抑郁症有了一定的了解，知道什么是抑郁症，又是什么让抑郁症状持久不退。至于要做什么样的改变，抑郁才会有所好转，我想你的心中也已有了初步的答案。也许在学习理论知识的过程中，你能将自己某些方面的情况与之对应起来。或许你在阅读案例故事时，仿佛看到了自己的影子。总之，你能一路坚持下来，读到这里，非常不容易，我真心为你感到高兴。接下来，我们将学习一种具体的治疗方法，请放心，该疗法以实证研究为基础，是抑郁症的有效治疗手段。

如果你跳过了前面的两章，直接从本页开始读起，不管是因为你想直接开始治疗，还是因为你对抑郁症已经了解颇深，我都会感到高兴，也会欢迎你加入我们的治疗！

不过，在此之前，我希望你能将自己各方面的症状与我们案例中索菲亚和胡安的症状进行比较，并将之写在工作表格 6 中。如果你之前没有填写过这个表格，请参阅有关填写说明，并完成工作表格 6（在本书末尾的"工作表格合集"部分），因为本章的主要内容是介绍治疗方法，而治疗讲究"对症下药"，所以只有知道自己有哪些症状，才能更好地开展治疗。如果你的症状与他们的有些许不一样，这是很正常的，但是如果你的症状呈现出来的模式在整体上与前两章描述的有所不同，那么你面临的可能不是抑郁症，而是其他问题，又或者你除了抑郁症，还有其他并发症。假如你还没开始治疗，在你继续往下读之前，我觉得你应该去看看医生，确定一下本书的治疗方法是否适合你。

如果你还没有在第二章中学习过这方面内容，也没有填写相关表格，请翻到第二章，了解崩溃逃避的恶性循环，让自己好好回想一下抑郁症状是如何持续发展的。此外，你还需要完成以下几项重要作业：

● 你的 PHQ-9 评分（工作表格 1）。

● 你的目标（工作表格 5）。

● 一周活动记录表（工作表格 1）。

这几项作业可以帮你更好地掌握本章的知识要点，而且，如果在未来几个星期里情况有任何改变，你也能及时发现。

现在，到了打破抑郁的恶性循环，开启良性循环的时候了。在本章中，我们将一起使用"行为激活"（Behavioural Activation，BA）来帮你战胜抑郁症。行为激活是一种干预措施，是"认知行为疗法"的重要组成部分。认知行为疗法包含多种干预措施，研究表明，对抑郁的人来说，只要学习并使用行为激活疗法，很可能就能从抑郁中走出来。接下来，我将带你了解什么是行为激活，它的治疗原理是什么。然后，我们一起制订一个计划，好将行为激活技术付诸实际行动。

要点

　　请记住，你是本项治疗的主要负责人。有什么不清楚的地方，你可以随时翻到相关内容所在页面，重新看一遍。如果你在工作表格或表格复印件上做了笔记，这些笔记可以起到提醒的作用。请继续保持下去。你也可以在日程簿或手机上记笔记，好让自己记得那些对你来说很重要的事情。最重要的是，要使用这本书来将行为激活应用于实践之中，来改变自己的生活。如果只读书不实践，你的症状或许会有些许改善，但这些改善还不足以让你在对抗抑郁症的战斗中获得胜利。

什么是行为激活疗法

　　为了能更好地理解行为激活疗法，我们需要回到抑郁症的本质上来。还记得我们之前讲过，一般情况下，生活事件或持续的压力会引发一种崩溃感，而处于这种崩溃感之中时，人往往会采取许多无用的逃避或回避行为。针对这一问题，我们可以采用行为激活疗法来解决。下面，我们来介绍行为激活疗法的治疗目标和原则。

　　首先，你要往自己的生活中加入更高水平的奖励，也要增加从烦忧中真正解脱出来的可能性，以此来激励自己，获得更多动力。在那场荒岛求生比赛里（在第二章提到过），在寒冬中坚守到最后的人赢得了比赛。在恶劣的气候条件下，其他所有参赛者都没有坚持到最后，打电话要求撤离。而获胜的人在赢得比赛后也撤离了小岛。但是，如果他能在岛上一直待到开春，就会自然而然地变得活跃起来，因为到那个时候，鱼儿会从湖底游上来，在离水面更近的地方活动，他可以用网捕鱼吃；陆地上的动物也会重现踪迹，他可以设陷阱来捕捉小动物；许多浆果成熟了，他还可以摘浆果吃。暖和的天气能让他免受寒冷，充足的食物让他不再饥饿，也就是说他远离了寒冷和饥饿的烦忧，从中真正得以解脱。而且对他来说，食物变得多样化也是一种奖励。恶劣生存环境发生了积极的改变，让可获得奖励的途径和可免除烦忧的办法都有所回增，这样一来，他的行动就被激活了。届时，他的心情就会好起来。所以说，如果我们能够用一种谨慎的方式激活你的行为，你的心情也会随之好转。然后你就能进入良性循环，即第二章最后一个图（包含两条循环路线）中用加粗边框所示的循环过程。

其次，每次迈出一小步是很重要的。如果你能成功地迈出第一小步，那么你成功迈出第二小步的可能性就会更大。每个人能做到的事情不一样，达到的效果也不一样，关键是你要按照自己的节奏去努力。一次又一次的成功体验，一点一滴的积累，才会铸就我们的自信心。虽然失败和挫折中蕴含着宝贵的经验和教训，但是太多次失败和挫折也会消磨人的自信心。你可以想象自己正顺着"阶梯"往上走，脚下是抑郁的"黑暗深渊"，走上去就能回到充满阳光的世界里。与其不断抬头看还要走多久才到，不如走稳脚下的每一步，专注于下一步的落脚处，一步一个脚印，一点一点地前进。

再次，要培养一个新的好习惯，最好的方法就是坚持不懈、持之以恒。习惯都是在日积月累的重复中形成的。举个例子，有人想要戒烟，每次戒一个星期后又忍不住吸几天，然后再试着减少抽烟量或完全戒烟，如此反反复复，陷入了戒烟和复吸的循环，这可不是戒烟的良策。同样，我们的治疗之路也不会一直"一帆风顺"，磕磕绊绊在所难免，"三天打鱼，两天晒网"的方式会进一步打击我们的信心，给治疗过程增加不必要的困难。

最后，习惯的改变在刚开始时可能更困难，但改变一旦发生并融入新的好习惯之中，坚持就会变得容易起来。你可以把这个过程想象成汽车提速。汽车起步时一般需要很大的驱动力，但一旦速度提上来之后，就不需要那么大的动力了。在本章的后面部分，我会指导你从一些比较容易改变的习惯入手。

行为激活疗法的主要治疗原则

● 改变行为会对抑郁症包括情绪在内的其他症状产生影响。

● 有益的改变包括根据自己的重要价值观设定目标，并朝着目标积极努力。

> ● 有益的改变还包括重新拥有动力去追求可获得的奖励，并打破不健康的回避或逃避循环（回避会给人以暂时解脱之感）。
>
> ● 打破逃避循环可能需要处理和解决问题。
>
> ● 培养新的好习惯，让改变和成长融入日常生活，成为新的生活方式。

应用行为激活疗法

长期以来，精神卫生专业人员一直在使用行为激活疗法中的一些治疗原则来帮助人们克服抑郁症。此时此刻，想到需要做出改变才能战胜抑郁，你可能会有点焦虑。别担心，行为激活疗法的过程往往十分结构化，因而它简单可行、易于操控。

> **行为激活疗法的主要特点**
>
> ● 帮助人们了解行为的作用，以此来识别能提升情绪的行为。
>
> ● 提供一种结构化且有计划的方法，让人们能用适合自己的节奏进行治疗，并在此过程中建立自信心。
>
> ● 从难度较小的活动开始，逐步向难度较大的活动过渡（这样就形成了一个难度递增的活动层次体系或活动

"阶梯")。

● 形成新的日常行为习惯，让人能打破逃避的恶性循环，开启良性循环。

● 随着无益的回避行为慢慢减少，情绪会随之逐渐好转，其他症状也会相应减轻，个人就能更好地朝着自己的目标前进。行为激活疗法共包含 5 个阶段，下面我会引领你，对这 5 个阶段一一进行了解。

行为激活疗法的 5 个阶段

● 第 1 阶段：根据目标确定相关活动。

● 第 2 阶段：构建活动的层次体系或"阶梯"。

● 第 3 阶段：活动计划。

● 第 4 阶段：实施行为激活。

● 第 5 阶段：回顾。

第 1 阶段：根据目标确定相关活动

在第一章的最后，根据你的价值观，我们一起制定了几个目标。比如，在人际关系的价值领域，可以设定一个"重新开始约会"的目标。活动是实现这一目标需要采取的行动。目标一般是长期的（在治疗结束时我希望能实现的目标），但活动包含着每天的日常行为，是可以安排在日程表里的事情，能帮你一步一步，不断缩小与目标之间的距离。以下是帮你实现重新开始约会这一目标的一些活动：

- 在一个约会平台上注册会员。

- 撰写个人资料。

- 在约会平台上查看匹配对象。

- 安排约会日期。

- 赴约之前做一次面部护理。

请注意，某些活动需要先进行，其他活动才能得以进行。在上面的列表中，"在一个约会平台上注册会员"需要安排在"安排约会日期"之前（除非在约会软件之外获得了约会机会）。

表 3-1 是索菲亚的目标，以及她据此构建的活动（请暂时忽略活动后括号里的字母缩写）：

表 3-1　索菲亚的目标和活动（及类型）

目标	活动
1. 回到工作岗位（同时考虑找一份新工作）	打电话给经理，询问面试反馈（N）
	问经理是否可以把我调到另一个组里去（N）
	看看是否可以分阶段回归工作岗位（N）
	咨询就业顾问（N）
	寻找新工作（N）
2. 健身和减肥	每天午饭时间出去散步（R）
	经常步行去附近商店买吃的东西，而不是开车去超市（R）
	买新的健身服（N）
	重返健身房（R）

续表

目标	活动
3.恢复与朋友之间的来往	重新开始给最好的朋友发信息（P）
	在附近一家安静的咖啡馆与最好的朋友见面（P）
	晚上和朋友们去市中心玩（P）
	重新开始参加读书俱乐部（P）
	请最好的朋友来家里喝咖啡（P）

现在，我想请你参考上文中索菲亚的活动安排，根据自己的目标为自己也安排一些活动，并将之写在工作表格合集部分中的工作表格 7 上。请不要因这些活动可能有难度而害怕，我们稍后会讨论这个问题。切记不要遗漏掉主要活动前的任何准备工作。例如，在重返健身房之前，你可能需要搜索筛选一下附近健身房、办理健身卡以及买新的健身服。

接下来，我想请你将写好的活动都过一遍，看看如果你参加这些活动，抑郁情绪是否会有所好转。以下是对缓解抑郁最有效的几种活动类型。

1. 愉快的活动（Pleasurable，P）：这类活动能为你提供奖励。这些活动要么很有趣，要么能为你带来一种成就感。举例说明，这样的活动包括：打扑克、拼拼图、按摩、见朋友、旅游以及打网球等。

2. 日常活动（Routine，R）：抑郁的人可能会经常回避做此类事情（以获得暂时解脱），然而问题没有解决，情况没有变化，这种逃避行为就可能会成为你实现某些目标的障碍。日常活动包括洗漱、穿衣、淋浴、洗碗、吸尘和除尘等。

3. 必须参加的活动（Necessary，N）：这类活动也许是你经常回避的活动（同样也是为了获得暂时解脱），可若长此以往，问题累积下来，压力只会有增无减，抑郁也会愈加严重。举例说明，支付各种账单、请人修理暖气、处理人际关系问题、解决网上银行问题，以及把车送去修理厂等，都属于这类活动。进行这类活动能换来长期解脱之感，让你真正地脱离苦恼烦忧，压力也会随之减轻。

现在，请你回到工作表格 7 的活动清单，在每项活动后面用字母 P、R 或 N 来标注活动的类型，就像索菲亚在其活动列表中标注的一样。然后，检查一下你的清单上是否包含了三种类型的活动，如果缺少某类活动的话，最好做出相应的补充。如果你的清单里只有日常和必须参加的活动，那么你的情绪提升可能无法达到清单中包含愉快活动所能达到的高度。而缺乏日常活动则可能会对你参与其他活动造成障碍。如果你必须参加的活动给你带来持续的压力，那么你就不可能从有愉悦感的活动中充分受益。

此外，请检查一下，假设你现在没有抑郁症状，清单中的活动对你来说是否切实可行，你能否做到。比如，一个30岁的人可能会安排自己参加一个无板篮球（netball）队或室内五人足球（five-a-side football）队的活动，而一个70岁的老人只要参加一个保龄球俱乐部就能感到自己类似的需求差不多可以得到满足。你需要根据自己的年龄和身体状况来对此做出调整。

第2阶段：构建活动的层次体系或"阶梯"

现在，我们已经确定好了一份活动清单。按照清单开展活动，你应该就能开始重新追求奖励，减少逃避行为，努力实现自己的目标。接下来，我们需要对这些活动进行重新排序，找出容易一点的活动，并从此处入手（尽管这些活动看起来可能仍具有挑战性）。我们可以将所有活动按从易到难进行排序。较容易的活动是你在治疗初始或开始不久就可以试着去做的一些事情。用这种方式给活动排序，我们就搭建了一个"阶梯"，顺着"阶梯"，你就能走出抑郁的"黑暗深渊"。下面你可以看到索菲亚（见图3-1）和胡安（见图3-2）是怎样对自己的活动进行排序的：难度最低的活动排在最下面，在其之上是中等难度的活动，难度最高的活动排在最上面。

难度等级　　　　　**每个"梯级"上的活动**

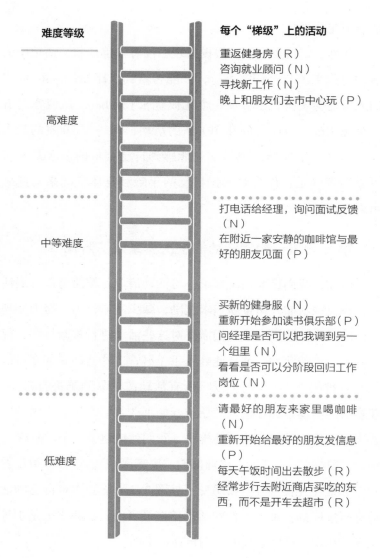

重返健身房（R）
咨询就业顾问（N）
寻找新工作（N）
晚上和朋友们去市中心玩（P）

高难度

打电话给经理，询问面试反馈
（N）
在附近一家安静的咖啡馆与最
好的朋友见面（P）

中等难度

买新的健身服（N）
重新开始参加读书俱乐部（P）
问经理是否可以把我调到另一
个组里（N）
看看是否可以分阶段回归工作
岗位（N）

请最好的朋友来家里喝咖啡
（N）
重新开始给最好的朋友发信息
（P）

低难度

每天午饭时间出去散步（R）
经常步行去附近商店买吃的东
西，而不是开车去超市（R）

图3-1　索菲亚的"阶梯"

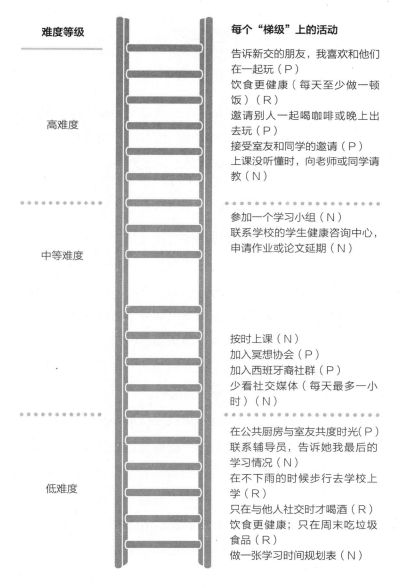

难度等级

每个"梯级"上的活动

告诉新交的朋友，我喜欢和他们在一起玩（P）

饮食更健康（每天至少做一顿饭）（R）

邀请别人一起喝咖啡或晚上出去玩（P）

接受室友和同学的邀请（P）

上课没听懂时，向老师或同学请教（N）

高难度

参加一个学习小组（N）

联系学校的学生健康咨询中心，申请作业或论文延期（N）

中等难度

按时上课（N）

加入冥想协会（P）

加入西班牙裔社群（P）

少看社交媒体（每天最多一小时）（N）

在公共厨房与室友共度时光（P）

联系辅导员，告诉她我最后的学习情况（N）

在不下雨的时候步行去学校上学（R）

只在与他人社交时才喝酒（R）

饮食更健康；只在周末吃垃圾食品（R）

做一张学习时间规划表（N）

低难度

图 3-2　胡安的"阶梯"

现在，请你使用工作表格 8 来为自己的活动排序。不要在难度等级上过于纠结，在开始实施行为激活疗法以后，你仍可以改变活动的类型，也可以在清单上添加更多活动。

第 3 阶段：活动计划

现在我们可以开始制订详细的活动计划安排了。我们需要考虑如何让你开始改变自己的常规行为。一开始，我们不寻求大的改变，只想要"一只脚跨进门槛"而已。现在，请你拿出一张空白的活动记录表（在更多资源部分中可以找到）来计划下个星期的活动，仅针对计划好的活动进行回顾思考并给出反馈。你无须像上周那样记录下所有的活动，只需要写下你决定继续做的事情或者你计划要做的新事情。

根据你对自己能力的预测，可以安排至少两项新活动。你可以在"阶梯"上的低难度范围中选取合适的活动，并将之分散安排在好几天的计划中。有些活动只需做一次，有些则作为需要培养的新习惯，需要在一周内重复做好几次（比如午饭时间出去散步）。尽量选择看起来更容易实现的活动。有些活动是我们开展其他活动的前提，有些活动则是我们需要优先考虑的对象。

　　同时，你也可以试着将从上周活动中学到的东西运用到下一周的安排中。只要是自然发生的积极活动，都可以继续保持下去，并将其写进下周的表格中。比如，胡安计划下周继续与室友一起去购物。同理，如果上周有活动对自己情绪产生了负面的影响，请试着去减少这些活动带来的影响。也许某项活动让你心烦意乱；也许某件事情亟待解决，你必须处理，你却一直在回避。胡安决定了，以后再也不和在线辱骂自己的人一起玩电脑游戏了。

　　请记住，在计划活动的那一天，你可能不想去参与任何活动。我们现在还只是做了计划而已，什么改变都还没有发生。重要的是，**不管怎样你都要行动起来，着手去做这些事情，而不是等到你想做的时候再做**（不要指望你自己哪一天自然而然就会想去做这些事情）。**你的行动会影响你的情绪。**虽然不会起到立竿见影的效果，但是只要坚持下去，你的情绪就会有所转变。因此，这样做的目的是**克服低落情绪，不管你想不想做，都要按照计划去行动**。这样，你就会迈出改变行为的第一步。然后，你的行为习惯不断朝着好的方向改变，以积极的方式与周围的环境进行联结，慢慢地，你会感到其他症状也在随之发生变化。如果你觉得自己无法迈出第一步，请翻到本章后文中"疑难问题解答"部分，参阅相关信息。也许是你计划的第一项活动太具挑战性，你可以对此进行调整以降低其难度。

　　有时，有些事情（通常与"必须做"的各种事情相关）可能难以取得进展。人们将这些事情视为"问题",比如必须面对的人生处境,由于我们在其中遇到障碍或感到困惑难以抉择,处境因而成了困境。在第二章中(图2-2中的方框2),我们已经看到了这些问题是怎样导致恶性循环的出现。也许,你现在觉得自己还没有准备好去处理这些问题,但到了治疗的某个阶段,我希望你能鼓起勇气,着手去解决这些问题,因为这样会对你走出困境有所帮助。而有一种方法可以帮你更好更快地摆脱困难,这种方法就是"问题解决"法("problem-solving"method)。这种系统性方法可以让你看问题看得比平时更清楚、更全面,也更透彻。

问题解决法

网上有一些关于这个方法及过程的介绍文章,该方法包含以下几个步骤:

1. **界定问题**:以胡安为例,将问题模糊地定义为"我在大学里不开心",不如更精确地将其描述为"得了抑郁以后,我很难做到按时去上课,所以学习成绩下降了,这让我感到更加抑郁"。在这一阶段,要注意的重点是不要过度自责,尽量用一种清晰、切实且准确的方式来界定问题。这样一来,我们更容易在这一阶段想出多种可能的解决方案。

2. **探索可能的解决方案**:尽可能多地提出可能的解决方案。在这一阶段,不要编辑或排除任何解决方案。只有充分发挥自己的创造性思维,才能更快更好地找到最有效的解决方法。以下是胡安的解决方案清单：

- 一如既往，得过且过。
- 从大学退学。
- 留级重修一年。
- 申请学业评估延期，并在老师的帮助下赶上学习进度。

在这一阶段和其他阶段里，我们都可以集思广益，征求他人的意见，这样可以得到更多的帮助。毕竟，"三个臭皮匠"可以胜过"一个诸葛亮"。

3. 分析可能的解决方案的优缺点：根据解决方案的优劣势对其进行评估。胡安使用了一张问题解决工作表格来评估自己想出来的解决方案。你可以在本书"更多资源"部分中找到空白的问题解决工作表格。每张表格上可以写4种解决方案，如果你能想到的解决方案多于4种，就可以用多张表格来进行分析。在评估解决方案时，我们可以综合考虑以下几个因素，以挑选出最佳解决方案。

- 每个方案的价值：胡安用10分制对每个方案优劣势的重要性进行了评分（表3-2是他完成的表格，分数在括号中标注）。例如，我们可以由此看出，通常情况下，他认为自己的财务状况（和他的学生贷款有关）比同年级同学之间的关系更重要。
- 短期和长期影响：虽然从大学彻底退学这一方案可能会给胡安带来暂时解脱之感，但从长远来看会给他带来更多困难。因此，他将这一点作为劣势写了下来。

● **实用性**：申请学业评估延期这个方案给人第一感觉挺不错的，但胡安的学习进度已经远远落后于其他同学，他不确定这个方案是否可行。因此，他将这一点写入了劣势一栏。

● **方案成功的可能性**：胡安不确定自己能否在老师的帮助下赶上其他同学的学习进度。因而他对这一方案成功的可能性产生了怀疑，并将这一点作为劣势记录下来。在获得更多信息之后（比如，胡安与老师谈话之后），我们可以对方案的评分（见表 3-2）进行修改，也可以添加或删除其某项优势或劣势。

4. **选择最佳解决方案**：对所有可用的方案进行评估，从中选出最佳方案。这一步可能会有一定的难度，因为每个方案往往都有不同的优势和劣势，每一条优劣势的重要程度也各不相同。为了方便决策，我们可以对每一个方案的每一条优劣势进行重要性评级。虽然决策的制定不能仅以数值为基础，但对优劣势的重要程度进行评分的过程可以为决策过程提供更多细节支持。以下是将评分纳入决策过程的两种方法。你认为哪种有用，就用哪种。

● **关注那些最重要的（评分最高的）优势或劣势**。就胡安的情况而言，"留级重修一年"这个解决方案评分为 10 分的优势条数最多，其评分为 10 分的劣势条数最少。这些都是最重要的因素。对每个方案最重要的因素进行考量，

表 3-2　胡安的问题解决工作表格

问题：得了抑郁症以后，我很难做到按时去上课，所以我的学习成绩下降了，这让我感到更加抑郁。可能的解决方案：

(1) 一如既往，得过且过		(2) 从大学退学		(3) 留级重修一年		(4) 申请学业评估延期，并在老师的帮助下赶上学习进度	
优势	劣势	优势	劣势	优势	劣势	优势	劣势
我无须付出额外努力（10）	我考试应该会挂科，补考也过不了（10）	短时间内我的心情会好一些（但时间一长，心情可能会更糟）（2）	我会视自己为"废物"，可能会感到很难过（10）	这是一个让我可以好好学习的机会，能尽可能地提高我的学习成绩（10）	我会与同年级的其他同学失去联系（3）	我可以和同年级的同学一起完成学业（3）	我的成绩可能会很差，因为我之前落下太多知识，要补大量功课（10）
在接下来的时间里，我还可以和同年级的同学一起学习生活（3）	我必须偿还这令年级的学生贷款（10）	我不用还那么多学生贷款（5）	我仍然需要偿还部分学生贷款（5）	这一方案会减轻我的压力，让我心情有所好转（10）	留级一年的话，我的学生贷款也需要延长一年（10）	我不需要延长学生贷款（10）	有大量功课需要补，更困难，压力也更大（10）

续表

问题：得了抑郁症以后，我很难做到按时去上课，所以我的学习成绩下降了，这让我感到更加抑郁。
可能的解决方案：

	（1）一如既往，得过且过		（2）从大学退学		（3）留级重修一年		（4）申请学业评估延期，并在老师的帮助下赶上学习进度	
	优势	劣势	优势	劣势	优势	劣势	优势	劣势
		我会一直感到压力很大，抑郁也不会得到改善（10）			明年我可以立刻全力以赴投入学习之中，因为我已经学习了部分课程（6）	有些学过的内容我需要再学一遍（浪费时间）（2） 留级一年，写在简历上会显得不光彩（1）	如果成绩不理想，我可能需要攻读一个学士学位，好让履历看上去更好看一些（10）	我不确定老师能帮上多少忙（8）
评分为"10"的个数	1	3	0	1	2	1	1	3
总分	13	30	7	15	26	16	13	38

可能是一个有用的切入角度。

● 关注全局。"留级重修一年"也是唯一一个将优势总分减去劣势总分后，得分依然是正数的方案。这种计算方式让人可以更全面地评估各项方案，从全局出发来思考问题。

完成这一步之后，胡安与其他人进行了交流，也检查了自己是否有任何遗漏（那几天他随身携带着这张表格，经常拿出来反复检查），最后他认为，目前来说，"留级重修一年"可能就是最佳解决方案。我想再强调一次，在这个阶段听取他人的创造性意见，你会受益匪浅。

对于债务等问题，似乎没有一个理想的解决方案。在这种情况下，我们可以在差中选优。此外，我们还需牢记，迟迟不做决定实际上就是决定保持现状。这往往不是最佳选择。

我们搜集的信息越多，听取的建议越多，做出的决策往往也会越好。请想一想有哪些机构或人员可以给予你帮助。以英国为例，有些机构可以就大多数问题给出独立意见。其他国家也有类似的机构。

5. 制订实施计划：想一想，要实施这一方案的话需要进行哪些活动，并将之加至你的活动"阶梯"中。胡安在其活动"阶梯"中安排了两项活动："联系老师，告诉她我最近的学习情况"（低难度）以及"联系学生健康咨询中心，申请作业或论文延期"（中等难度）。他觉得可以将第一项活动安排在第二个星期的活动记录表中。

6. **实施解决方案：** 在活动记录表的备注栏中记录活动的结果。从以前的活动中可能会衍生出新的活动。比如，老师要求胡安在网上填写留级重修申请表，并建议他将学业计划的变动告知学生贷款公司。胡安也应将这些活动添加至活动"阶梯"中，并在接下来几个星期的活动记录表中做出相应安排。

7. **回顾性评估：** 在实施解决方案的过程中，我们可能会遇到一些意想不到的情况，也会收获新的知识和信息。每当这时，我会建议你回到问题解决工作表格和相关的活动安排中，检查是否需要进行任何调整。比如，如果老师告诉胡安明年他无法留级重修的话，他就只能另选一个解决方案。

现在，请你提前思考下周的行为激活治疗计划，并在活动记录表上写下：

- 你计划做什么事。
- 在哪里做。
- 具体什么时候去做。

尽量为每项活动都设置一个具体的时间，将拖延的苗头扼杀在襁褓之中。然后，你可以在手机的日历上设置提醒，或者记在日程簿上。请试着给今天或明天安排一项活动（如果方便的话），因为在刚做完计划的时候，人们往往都会热情满满、兴致高昂。还有，如果合适的话，可以把计划告诉你信任并支持你的人，小范围的公开承诺会对你起到监督作用，让你更加努力坚持下去。比如，索菲亚告诉父母，如果天气好的话，她每天会在午饭时间出去散散步。而且，她很高兴这件事可以成为和父母吃晚饭时聊天的一个话题，聊起来也很轻松愉快。

● 你会和谁一起做（如果不是单独做的话）。你可能需要提前计划好，询问对方是否有时间，然后和他们约好时间（这本身也是一项活动）。胡安与室友确认了，下周他们同样可以和他一起去买东西。

第 4 阶段：实施行为激活

现在我们可以顺着"阶梯"再往上走一步了！在做完必要的安排（如设置日历提醒和预约别人的时间）以后，按计划执行这一周的活动安排。坚持给自己的心情打分，以 10 分制记录自己按计划做每件事时的心情。如前所述，请随身携带活动记录表，尽可能做到及时记录，越及时越好。每天都可以在备注栏中写下自己对当天经历的回顾与思考，可以在一天中任何时候写，也可以在全天活动结束后再写。备注中可以记录以下内容：

● 在活动期间或活动结束后，你的情绪是否发生了什么变化？

● 如果上周的某一天或某一时间你没有按计划参加活动，那么这周的同一天或同一时间与上周相比，心情有何不同？

● 当你按计划完成活动时，你的心情与未完成活动时相比是否不同？

● 这些改变是否对你一整天或第二天都产生了影响?

● 你在当天是否取得了什么积极成果?

● 是否遇到了什么困难?(如果是,请翻阅本章后文中的"疑难问题解答"部分)

● 你所完成的活动是否会自然而然地引出其他活动,或者是否应该下周继续安排这些活动?

● 与问题解决相关的活动,是否要重新考虑?(当结果与预期不同时,或当你发现了新的相关信息时)

● PHQ-9 评分变化的原因。比如,有益活动增多会促进 PHQ-9 评分下降,而意料之外的困难则会导致评分上升,但可以用问题解决法来锻炼自己解决问题的能力。

有人发现,在一周结束时安排一个小奖励可以提高自己的积极性。这个奖励在你按计划完成本周所有活动后才可以兑现。如果没有完成,也不要责怪自己,可以把奖励往后推迟一个星期。索菲亚就决定了,如果她完成了第二周安排的所有活动,她就可以订阅一家新的电视流媒体播放平台,开通一个月的会员服务。她可以用省下来的油钱来买会员:因为她大多数短距离出行时都会选择步行,使她的开车次数大幅下降。索菲亚第二周的活动记录表(见表 3-3)示例如下。从第一周延续到第二周的有益活动用粗体标出。

第 5 阶段: 回顾

现在我们来到治疗的最后一个阶段,即回顾上一周的活动，然后回到第 3 阶段，再次为下一周制订计划。这就需要对上周的进展和回顾思考进行评估总结。以此为基础，你就能：

● 当你觉得自己准备好了，就可以从活动"阶梯"上选取新活动并将其放入计划之中，记得继续遵循评分法原则。在接下来的几个星期里，随着症状的改善，慢慢地，你就能安排更多的活动，活动的难度也会逐步提高。

● 将相关活动延续到下一周，以便能适时养成一些好习惯。

● 必要时或遇到困难时，调整活动安排（详见后文的"疑难问题解答"部分）。比如，索菲亚觉得，一旦她开始定期和朋友见面，就不需要再特意安排一个"给朋友发短信"的活动了（见表 3-3）。

● 检查一下你的目标和活动是否依然匹配。

行为激活的某些治疗原则，比如设定目标以及努力实现目标，在治疗之外的日常生活中也非常有用。也许你会发现，自己想要用不那么正式的方式，把治疗的某些部分无限期地延续下去。如果你有这样的想法，那当然很好。然而，心理治疗是一个强度较高的干预过程，自然会有结束的时候。通常在治疗中产生的改变成为一种"根深蒂固"的习惯时，治疗任务就可以慢慢减少直至停止。比如，以下治疗成果中，只要达成一项，治疗就可以结束。

● 最重要的治疗成果莫过于你的情绪和其他症状有所改善。这一点在 PHQ-9 评分上会有所体现，当分数下降到最低或轻度区间内时，就意味着治疗有一定效果。但要注意的是，

表3-3　索菲亚第2周的活动记录表

	星期一 日期：6月4日	星期二	星期三	星期四	星期五	星期六	星期日
上午	9：30—9：45 在家，给蕾拉（最好的朋友）发短信，4/10					10：00—12：00 和蕾拉在海滩上散步，2/10	
下午	13：00—14：00 一个人在家附近散步，3/10	13：00—14：00 一个人在家附近散步，3/10	13：00—14：00 一个人步行去附近的商店买东西，3/10	13：00—14：00 一个人在家附近散步，2/10	13：00—14：00 一个人步行去附近的商店买东西，3/10		13：00—14：00 一个人在家附近散步，2/10
晚上	18：00—22：00 和约翰（伴侣）看电视，3/10	19：00—19：30 在家，邀请蕾拉来家里喝咖啡，2/10	18：00—22：00 在家，和约翰看电视，3/10	18：00—19：00 在家，和蕾拉喝咖啡，2/10 20：00—22：00 在家，和约翰看电视，3/10	18：00—22：00 在家，和约翰一起吃饭，约翰看电视，3/10	18：00—22：00 在家，和约翰一起吃饭，看电视，3/10	

续表

	星期一 日期：6月4日	星期二	星期三	星期四	星期五	星期六	星期日
备注（本周 PHQ-9 评分=18）	蕾拉很高兴收到我发的短信。我为之前自己躲着她而感到害臊，现在和她重新有了联系，我感觉一下子轻松了不少，这周的假期也有了一个好的开端。在外面散步比在家里蜷着感觉好多了，散步后我也觉得自己更精神，更有活力了。	我改变了散步路线，让自己能更多地围绕着树木和草地走，我更喜欢这样。我和蕾拉预想的谈话比预想中的更愉快。她告诉了我许多消息，而且大部分时候都是她在说。	今天我决定改变一下，散步去商店买东西。她天天要得帮她买东西是让我觉得自己很有用。妈妈得知我帮了她大忙。这	见到蕾拉我很开心。我们一起喝咖啡聊天，还约好周末一起去散步。她说她很想常去和我一起散步！		在海滩上散步的感觉很好。放眼望去，只有大海和悬崖，有别处与众不同的风景。我走了2英里①，这是我18个月以来走得最远的一次！	今天我有些肌肉酸痛，但是还是在附近走了一小段路。回顾上个星期，我发现这些活动时的心情比这个差不多这时候的心情要好一些。

采用10分制：10=我能想象到最严重的抑郁程度；0=完全不抑郁。

① 1英里约等于1609.344米。

有时其他因素（比如长期的身体健康问题）也会导致 PHQ-9 评分有所上升，情绪等症状的改善程度因此会受限。

● 设定目标已实现。

● 你认为自己的生活方式已经得到改善，从过度压力中走了出来，生活中也有了能给自己带来奖励的东西，生活因此变得更丰富多彩。

● 你现在已经进入了良性循环，也就是说你已经培养了新的好习惯来维持良性循环的运转，无须进一步治疗的输入，该循环也可以自动运行下去。（但不管怎样，你都需要学习一下预防复发的相关措施，详见第四章）

对于康复所需的时间，我们没有设定限制，但是如果你在全力投入治疗六个星期以后仍未出现好转迹象，我们建议你咨询一下医生。他们能够帮你判断是什么地方出了问题，是你在该方案中的使用方法有误，还是说要换一种更适合你的治疗方法。其实，人们往往都低估了自己所取得的进步，因为进步是一个不断累积的过程，每个星期都进步一点点，只看一个时间节点确实不够明显，所以要把时间拉长一点去看，看看自己治疗前是什么情况，你可以看看治疗前画的起点线，也就是（第 1 周）活动记录表。此外，为了客观起见，请你将每周的

PHQ-9 评分整理到工作表格 9 中，如索菲亚的 PHQ-9 评分趋势图（见图 3-3）所示。她把每一周的分数都在相应位置上做记号，然后连点成线，就绘成了一幅趋势图。请你也将每周的分数转化为趋势图（见图 3-4），这是回顾阶段的任务之一。

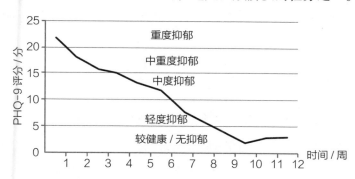

图 3-3 索菲亚的 PHQ-9 评分趋势图

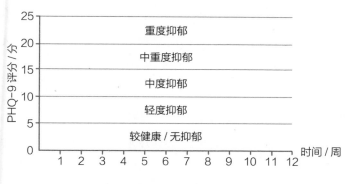

图 3-4 "我"的 PHQ-9 评分趋势图

疑难问题解答

我希望你的行为激活治疗取得圆满成功，而且在治疗过程中也没有遇到任何挑战和挫折。但如果你遇到了它们，也不要害怕，以下是一些常见的疑难问题解答，希望能为你排忧解难。

我在填写 PHQ-9 时遇到一些困惑

PHQ-9 是目前使用最为广泛的抑郁症状检测量表之一。但是，它所包含的 9 个问题都是紧紧围绕着抑郁症的诊断标准来设置的，这样的问卷结构让本就复杂的情况更为复杂。例如，在面对面的心理治疗以及使用心理自助类图书时，心理会谈或课程（以及相关的家庭作业）基本上都是以一周为一个单位来进行的，这往往比两周一次的治疗效果会更好。然而，PHQ-9（以及诊断标准）却要求我们对近两个星期内的症状进行评估，这就意味着治疗和问卷在周期上是不同步的。而且问卷上有些问题也不好回答，有时会在同一问题询问不同的事情。比如，第二个问题要求答卷人只用一个分数来同时评价自己的心情和绝望程度。

如果你觉得 PHQ-9 实在难以理解，每周都要填写很不方便，我会建议你打印一份问卷，并对其进行修改。你可以用以下方式来化繁为简。

- 评估自己最近一个星期内的症状，而不是最近两个星期内的症状。

● 如果一个问题中的某个因素不适用于你的情况，就可以划掉这个因素。（例如，如果你没有"睡眠过多"的问题，就可以把这几个字划掉）

● 在你抑郁最严重的时候，如果某个问题不适用于你的情况（换句话说，你每次都将其评为零分），请将整个问题都划掉。

如果你对问卷做了更改，请打印几张空白的修改版的问卷，和你的活动记录表放在一起，这样可以确保你每周用的都是同一个版本的问卷。请不要在治疗过程中使用不同版本的问卷，这点非常重要，因为你的评分可能会因为问卷版本不同而出现变化。所有临床使用的测评量表都要经过大量研究检验，以确保其对心理问题测量的准确性和可靠性。一旦你对问卷进行了修改，你就要记住，前文中出现过的评分分析结果（不同分数对应的抑郁水平）可能会不再准确。如果你会与心理健康从业人员一起讨论自己的PHQ-9评分，请告诉他们你做了哪些更改。

如果你压根就不想使用什么问卷的话，你可以试着对自己一周的情况进行打分，10分满分（打分范围从0到10。0分代表完全不抑郁，10分代表你能想象到最严重的抑郁程度）。这样你依然能使用上文的趋势图对自己的进步情况进行监测。虽然这种方法没有填写PHQ-9准确，但总比完全不追踪自己的进步要好得多。我想再强调一次，用这种方式得出的分数不是PHQ-9评分，同样不能按照前文中的评分结果分析表格来评定抑郁严重程度。

我找不到任何 / 很多有愉悦感的活动

有人会搜集让人愉悦的事情，整理成清单发布出来，好些人会在其中找到让自己开心的事情。你可以上网查找这些清单。也许你不能在这样的清单中直接找到最适合自己的活动，但清单中有些活动可能会给你灵感和启发。比如，当我们看到"呼吸新鲜空气"这一条时，不同的人从各自的生活环境以及兴趣爱好出发，脑海中可能会浮现出不同的事情：冥想、露营、爬山、在海滩上散步，或者和朋友在乡村度假。

有些人常常将别人的需求放在自己的需求之上，久而久之，这种行为模式形成了习惯，很难改变。所以他们难以做到把自己的需求置于首位，也很难意识到自己在愉悦活动（以及其他事情）方面有什么偏好。关注自己的喜好会让人显得自私，容易让人产生负罪感。这种类型的人可能在"坚定、自信地表达自我"（assertiveness）① 方面有所欠缺。坚定、自信地表达自我的能力不足可能与许多心理问题的发展和维持都有关系。

---

① 坚定、自信地表达自我指的是一种沟通和社交能力或特质，即行事自信、从容表达，能够冷静而正面地去坚持自己的观点，维护自己的权益。既不具有攻击性，不威胁其他人的利益，也不被动服从他人，放弃自己的立场。在中文中意思相近的词有"有主见""果断""自信表达"，因此也有人将之翻译成"决断力""自我坚定""声明己见""果敢""自信""坚持正见"等。——译者注

能不能坚定、自信地表达自我这个问题远比人们想象的更重要。说起自信表达自我，捍卫自己的权利，人们的脑海中会不自觉地浮现出消费者与商家据理力争，最后成功获得退款的画面。但其实，"坚定、自信地表达自我"有着更为深远的影响，能作用于更深层次的东西。比如，我们人际关系的本质、我们对个人权利的看法、需求和感受的表达和管理，以及我们对自己的感觉（我们的"自尊"[①]）。这样说来的话，胡安的抑郁症中就包含了一个与此有关的因素。有些地方的卫生服务机构或志愿组织会提供坚定、自信地表达自我的培训课程。你的医生可能有相关信息，也可能会为你推荐该方面的专业人士。

我在使用活动记录表时遇到一些问题

在治疗的第一周，我曾要求你把所有重要的活动都记录下来。如果你认为这件事难度太大，也可以试着在一周中只记录两三天的活动。记住一个重要的原则，那就是不要让每天记录这件事情改变你的行为。比如，如果你认为某项活动会让活动记录表变得更复杂，因而决定不进行该项活动，那么使用活动记录表反而起到了相反的效果！

---

① 自尊（self-esteem）：心理学上所说的自尊，对应的是"自我评估""自我接纳""自我价值感"。它指的是一个人对自己的整体评价：你对自己的能力和局限性的主观感受。——译者注

如果你觉得有什么方法可以让填写记录表变得简单可行，请尽管去使用这种方法。例如，有人发现，比起用 1 到 10 来给自己的情绪打分，用表情符号（emoji）来记录自己的情绪要简单得多。具体做法就是每记录完一个活动后都在旁边画一个符合自己当下心情的表情符号。在有些情况下，你可能会想要画一个表示其他情绪的表情符号，比如用愤怒的表情符号来表达愤怒的心情。你可以对表情符号系统做出相应调整，以便在需要时使用。

我难以完成某些活动

如果你因情绪特别不好而无法完成某项活动，请试着咬紧牙关，克服困难，坚持去做这项活动，因为这也许是情况有所好转的开端。但是，有时你可能实在无法做到这一点。如果是这样的话，请将活动重新安排在这一周的后面几天。有时候我们是出于现实考虑或者是在完成过程中遇到困难，因而难以完成某项活动。比如，恶劣天气不适合去户外运动。在这种情况下，请试着对活动做出调整或重新安排活动时间。例如，中午下小雨时，索菲亚会打着伞外出散步，但散步的时间会缩短。有一次，她的朋友蕾拉有事不能来和她一起吃午餐，所以她们相约把吃饭的时间推迟到这一周的晚些时候。

如果你觉得这些活动看起来都太难完成，这可能意味着你接下来这段时间还得继续参加那些在你活动"阶梯"上排名较低的活动。

　　还有一种方法，你可以在活动"阶梯"上，在介于低难度和中等难度之间或中等和高难度之间的位置，加入一些过渡性活动。比如，在索菲亚的活动"阶梯"上，"请最好的朋友来家里喝咖啡"属于低难度，而"在附近一家安静的咖啡馆与最好的朋友见面"属于中等难度。如果索菲亚觉得去咖啡馆对她来说太难了，那么就可以安排"去朋友家喝咖啡"的活动作为过渡。这意味着她向前迈进了一步（走出家门去社交），只是社交的环境不一样，在朋友家比在咖啡馆社交的挑战性要小一些。胡安安排了"加入一个学习小组"的活动。如果他做不到的话，也可以只和一位同班同学一起去图书馆学习。这位同学可能也会给他一些支持和帮助，而一个星期里设置几个固定的"学习日"，定期与同班同学一起学习，对胡安来说也是一种鼓励，能让他把更多的精力放在学习上。此外，我们也可以将活动分为好几个部分，然后试着一次完成一个部分。比如，"装修整个房间"的活动可以分成好几个"只刷一面墙"的活动。

我陷入了负面想法的循环中

　　负面想法是抑郁症的典型症状之一。有时候，我们会在脑海中会不停地反复思考某件事情，深陷其中，无法采取任何行动。这一过程被称为"反刍思维"（rumination）。反刍思维会强化自己的消极情绪，结果会产生更多的负面想法，也会唤醒更多的负性记忆。而所有的这些因素都可能会对其他症状产生影响。反刍思维还会导致你更少地采取行动，从而让你与获得奖励之间的距离越来越远。

减少反刍思维的方法主要有两种。第一种，如果你反刍思考的问题实际上有解决的办法，请试着采用前文中介绍的"问题解决法"。当大脑被更重要或更紧急的事情所占据时，问题会成为我们思考的焦点。在日常生活中，我们大多数人都有过类似的经历，比如我们想要记住去超市要买什么东西。在逛超市的过程中，我们会一遍又一遍地在脑海中回忆自己要买的东西。如果我们能把自己担心的问题写下来，然后按步骤实施问题解决法，我们的大脑就会"释放内存"，腾出空间去思考更重要的事情，就好比如果我们能列一张购物清单，就不必在"每周大采购"时在心中反复默念自己要买些什么东西。如果问题能用另一种方法解决，我们就能解放大脑，释放更多空间把注意力集中在更重要的事上面，这样一来，反刍思维水平应该就会随之减低。

然而，不是所有反刍思维的问题都能找到解决方案。比如，假设你面临裁员风险，你对公司裁员这种不公平的现象以及对失败的看法可能就不适合用问题解决法来分析解决，这时我们就可以采用第二种方法：转移注意力。也许你可以把注意力转移到一个更有成效但依然相关的事情上。

我们的大脑很难同时关注两件事情，记住这一点可能对你有所帮助。不信的话，你可以试一下从一千开始往回数，一直数到三，并在此过程中去背一首诗。这可不是一件容易的事！因为在这种时候，大脑只能把注意力一下放在这项任务上，一下又放在另一项任务上，在不同的任务间频繁切换。也就是说，我们的大脑不能并行处理，只能交替处理两项任务。明白了这个原理后，你就可以把注意力转到其他事情上，借此来摆脱反刍思维。你可以把注意力转移到一些能吸引自己注意力的事情上，可以是中性的，最好是积极的。这样就可以把反刍思维从你脑海中赶出去。你可以在心中默念一些话来转移注意力，比如"我想这个已经想得够久了，这是在浪费我的时间，让我很沮丧。我现在要放下这件事，把注意力集中在其他事情上"，或者在心中大喊一声"停下来"，然后，有意识地将注意力转移到另一件事上。如果你一个人在家，请将注意力转移到让你能全神贯注的事情上，比如拼拼图、计划给别人买什么礼物，或者研究一下假期去哪里玩。

更换环境也会有所帮助，比如去大自然里散步，在散步的时候，打开我们所有的感官，让自己全身心融入大自然中。你能听到什么，看到什么，又能闻到什么？试着认真观察周围的景色，就好像你回家后要把这景色画出来，又或者你要在故事中描写这里的景色一样，仔细去捕捉每一个细节。如果你和朋友在一起，试着全神贯注听他们在说什么，一边听一边站在他们的角度在脑海中想象当时的场景：发生了什么事，如果是你，你在那种情况下会有什么感受，你又会如何应对？在脑海中尽可能细致生动地想象这幅画面。注意他们脸上的表情，想象他们现在是什么心情。此刻，你作为朋友又能做出什么回应，给出哪些建议？将你的注意力由内（你之前一直在反复思考的事情）向外（你朋友正在讲什么，在做什么）转移。有时候，你的注意力会回到你之前反刍思考的问题上，那是因为我们的注意力并非完全处于意识的控制之下。每当这种情况发生时，我们需要轻轻地将自己的注意力拉回来，回到中性、积极或向外的焦点之上。平时，我们可以多练习注意力的重新定向能力，随着练习时间的增加，这项能力会有所提升。

要摆脱反刍思维，采用转移注意力的方式比一味压制想法要好得多。因为如果我们想要压制想法来停止反刍式思考，其实反而是在把注意力吸引到反刍思考的内容上。不信，请试着不要去想一只粉色的长颈鹿。结果会怎么样？通常当人们试着让自己不去想粉色的长颈鹿时，脑海里偏偏就会浮现出一只粉色的长颈鹿。这个例子说明，压制想法是徒劳无用的做法。总而言之，当我们发现自己陷在反刍思维中时，我们要做的是转移注意力而不是直接压制反刍思维，这样才能慢慢从反刍思维中走出来。

我不知道自己能否恢复社交活动，也不确定自己还能不能和人愉快地相处，是否能应付各种社交场合

如果你遭遇了重大的生活事件，比如被公司裁员或与伴侣分开，并因而陷入抑郁之中，那么将此事告诉亲近之人会对你有所帮助。如果发生了这样重大的事情而不告诉别人，无非会有两种结果，一种是你需要付出大量努力才能在人前"故作坚强"，另一种则是对你产生不利影响，让你从此回避社交互动。社交回避可能会带给你一种暂时解脱之感，但从长远来看，它会让你缺乏社会支持，将来可能更容易出现情绪问题。如果你以前是一个喜欢社交的人，当你觉得准备好再次参与社交活动时，请重新和朋友来往，不管你之前是否将此设定为目标之一，这都是你治疗方案的一部分，通常来说对治疗效果都会有帮助。

人与人之间进行互动是一种社会交换行为。这就意味着：双方都在这段关系中投入时间和精力，通过彼此分享和坦诚相待来共同维系亲密关系，以及认真倾听对方说的话并适时给予支持性回应。要在一段关系中维持平衡的状态，需要双方都能获得回报，得到奖励。生活事件、压力和抑郁可能都会导致关系失去平衡。这时，关系中的一方可能无法全心全意地提供资源来满足对方需求。这种现象很自然，也在意料之中。人际关系可以自我调整并顺应这种情况。但是，我们必须避免人际关系全然失衡，这是非常重要的一点。

虽然在你困难的时候，朋友会竭尽所能来帮助你，但是在可能的情况下，尽量不要在与朋友相处时喋喋不休地倾诉自己的难处。因为同样的话听太多次，别人也会感到厌烦。当你恢复社交活动以后，要注意给别人一些空间来谈论他们的生活，这样关系才能得以保持平衡。好消息是，人们普遍反映，自己最喜欢与之交谈的人是善于倾听的人。而且，倾听不需要你付出多少努力，只需要你认真地听。以下我们列出了有效倾听的几个基本要点，你可以对比检查一下自己当前的倾听技能怎么样。

● **时间**。允许对方能在一段时间里谈论自己的想法。尽量不要总在说你自己的事情。

● **注意力**。注意听对方在说什么。这不仅是一种很好的倾听技巧，还能将你的注意力从反刍思维上转移开来，因此本身就具有治疗作用。和朋友交谈互动还有一个好处，那就是对待同样的问题，朋友会提供一个不一样的视角，一个与消极思维模式不同的视角。当你没听清楚、没注意或没听懂时，可以让对方重复一下刚刚说的话，不要觉得难为情。因为你这样做的话，对方就知道你现在不能像往常一样集中注意力倾听谈话内容，自然就不会误以为你是对他们说的话不感兴趣，你们之间的关系也不会因此而疏远。

● **看法**。在倾听别人说话的同时，试着站在对方的角度，设身处地想一想，设想自己站在他们的立场上会有什么感受，然后将这种感受告诉对方。

● **保持中立，尊重他人**。在听别人说话时，尽量不要让发生在自己身上的生活事件对自己的回应产生负面影响。打个比方，假如你刚失恋，尽量不要受失恋影响而对朋友的另一半过分挑剔和批评（除非真有这个必要）。

● **安抚**[①]。安抚行为的出现表明你在倾听对方的话语，并对此很感兴趣。这样的行为有：在谈话自然停顿时点头，以及进行简短的点评（"我明白了""然后呢""真的吗"）。这是奖励的一种，其心理术语为"安抚"。适度的安抚行为会让说话的人在谈话中获得更多奖励。请确保你在适当的时候给予对方适量的安抚。

● **开放式问题**。这是一种无法用"是"或"不是"来简短回答的问题。这类问题可以帮你打开对方的话匣子，还能把重点放在与对方交谈的内容上面（可以问对方"你近来工作怎么样"，而不要问"你喜欢自己的工作吗"）。当你觉得自己没什么话可说的时候（比如最近你没什么精神，不太想说话的时候），使用开放式问题可能会很有帮助。

● **后续提问**。根据对方对刚才开放式问题的回答，我们可以提出更多的开放式问题（比如，如果对方承认不喜欢自己的工作后，你可以问"你对未来有什么打算"）。

　　也许你已经掌握了以上所有技巧。如果还没有，请试着每

---

① 安抚：该词来自以艾瑞克·伯恩为代表的心理学家创立的沟通分析理论，他们用安抚这个概念来指代婴儿对抚摸的需求，并认为成人后的人类依然需要肢体接触，但成人学会了用其他形式的关注来代替肢体抚摸，包括微笑、称赞、皱眉或责骂等。只要我们的存在得到了关注，即受到了安抚。在该理论中，安抚是互动的最小单位，也是认可的单位。安抚行为是承认并肯定他人存在的行为，具体如赞成、友好、回应、认可以及理解等。——译者注

次用一个技巧试试看，而不是把所有技巧都一次性用出去。请将这些倾听技巧添加到下周的活动计划中。比如"去附近咖啡馆和蕾拉一起喝咖啡"的活动可以改成"去附近咖啡馆和蕾拉一起喝咖啡，在聊天过程中去练习认真倾听她说的话，而不是进行反刍式思考"。并在活动记录表底部的备注栏中记录下进展情况。如果你成功完成了这项活动，想要在下一次沟通中试试其他技巧，可以把自己想试验的技巧加在接下来几周的活动中。又或者，你现在只想专注练习一种技巧，认为多练习多巩固对你的帮助更大。如果你已经回避社交有一段时间了，我们会建议你先和你觉得比较容易相处的人重新取得联系，从简短的社交活动开始，然后再逐步恢复人际交往，重建自己的社交圈。

我的情绪依然低落

如果你的情绪依然低落，请先检查一下你的活动"阶梯"，看看上面愉快的活动占比是否不够，再检查一下你的活动记录表，看看这类活动是否安排得不够多。缺少愉快的活动会对在情绪上可能出现的积极变化起到限制作用。还有，你安排的愉快活动是否与自己的重要价值观相符？此外，请检查你是否有重大问题必须解决但一直悬而未决，如果有，你就可以使用问题解决法来处理问题。还有，持续存在的压力也会限制治疗的效果。如果你已经完成了整个治疗，但在治疗六周后 PHQ-9 评分没有明显变化，那么就像我在前文中说的那样，请与你的医生一起讨论这一情况。

我想接受治疗，但好像总是会遇到一些阻力，让我迟迟无法行动

请翻到第一章，重新阅读"让改变发生"部分内容，并回顾自己在工作表格3上写的答案。这些计划的目的是创造空间，好让改变发生，请检查一下自己是否坚持执行了这些计划。如果没有，是否要对这些计划进行修改？当你做好准备以后，再回到第三章继续学习。也许是现在的时机不对，不适合进行行为激活治疗？如果是这样的话，请不要担心。等你准备好了，再回到治疗中来。

第四章

预防复发
工具包

　　如果你已阅读完前面章节并成功完成了行为激活治疗，欢迎来到第四章。本章内容是专为这一阶段的你而准备的。我希望现在的你已经进入了良性循环，并且通过努力奋斗，离治疗初始设定的目标越来越近（后文会再来讨论这些目标）。通过自身努力，你成功地改善了自己的状况。现在，我们要密切关注自身情况，防止自己再次陷入回避的恶性循环。这是治疗的最后一个阶段：保持良好的状态，并积极应对未来可能遇到的任何困难。为了让自己一直处于良性循环中，我希望你能认真阅读本章内容。就好比你在健身房努力锻炼，塑造出良好的身材，也养成了健康的体魄，之后为了保持身材和体能，还是要坚持进行一些后续训练，这是非常重要的。心理治疗也是如此。这就是我们接下来要讨论的内容。

　　也许你会担心自己之前努力取得的一些进步成果会付诸东流，也许你会担心自己以后会再度罹患抑郁症（即"复发"）。人们在走出抑郁后，心中常常有这样的疑问。

　　你在感到情况有所改善的时候，想要巩固自己努力所取得的成效，这种心态是可以理解的。一想到自己可能还会重蹈覆辙，再次受到抑郁困扰，你可能就会感到害怕。

　　如果你是在医疗健康专业人员的指导下使用这本书进行治疗，那么在离开他们的帮助后，也许你会担心自己能否独当一

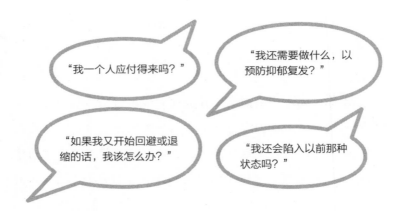

面，没有了别人的扶持自己是否也能继续前行。在此，我想请你记住关键的一点：让你重新去追求奖励、减少回避行为的，不是专业人士的支持，而是你自己在治疗中付出的努力。是你在本书中学习了相关知识和技术，是你学以致用，将知识运用于实践，这才取得了良好的治疗效果。将来如有需要，你还可以成功地运用这些技术来帮助自己。使用本章将介绍的"工具包"，你就可以沿着正确的轨道，稳步前行。

反弹和复发

当一个人战胜抑郁以后，不希望看到自己旧病复发，这是可以理解的。这也可能意味着他们开始留意抑郁症复发的信号，不放过任何蛛丝马迹。一感到伤心难过，可能就会把它当成是抑郁即将复发的表现。然而，我们每个人都有悲伤的时候，这是正常的情绪反应。我们身上没有情绪控制开关，可以关闭或切断所有负面情绪。如果我们的生活中持续存在压力，或者我们经历了丧失①和失望，我们就可以预见自己出现情绪低落的次数会更频繁，或者程度会更严重。在这种情况下，你可能又开始出现回避或退缩行为。我们称这种现象为"反弹"（lapse）——某些症状短暂再现。这时你可能会担心自己会"复发"，害怕以前的问题会卷土重来。

反弹和复发有什么区别

　　反弹指的是部分症状短暂复发，可能会对你的生活产生影响。反弹偶有发生，是一种正常现象。只要你遵循行为激活疗法的主要治疗原则，并将其付之于实践，你很快就能回归正轨。如果你不采取措施将反弹的症状"扼杀于萌芽之中"，一次小小的反弹也能演变成大规模的复发。你就会开始产生无望感，情况就会越来越糟糕。所以，请对自己保持耐心和同情心。正确看待反弹，告诉自己这只不过是暂时出现的一段"小插曲"而已。尽量不要去想最坏的情况是什么，因为这样的想法会对你的信心造成打击。如果你真的是这样在消极思考，也许就会再次进入回避的恶性循环（见图4-1）。试着不要再逃避。

---

① 在心理学中，丧失是指个体失去某种重要的人、事或物之后所经历的一种心理状态。这种状态通常与悲伤、痛苦和无助等情绪相伴随，会对个体的心理和生理健康产生重要影响。——译者注

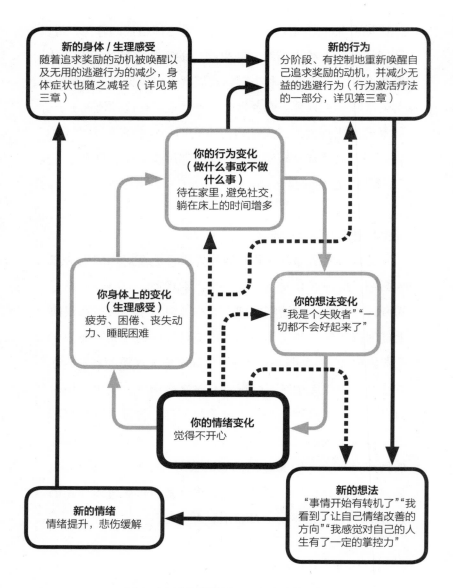

图 4-1 避免恶性循环，留在良性循环

如果有可能的话，尽量使用问题解决的方法，回到"阶梯"之上。也许你需要再看看活动清单，再使用活动记录表。重新应用行为激活疗法，重新树立起信心，你就会再次走上"阶梯"，向着光明前进。这样做的话，反弹就不会变成复发。不要放弃，你知道什么方法对自己最有用。只要你重新使用这些方法，它们就会再次帮助你，就像一段时间没去健身房锻炼后，回到健身房继续锻炼，你很快就会重拾健康体魄和紧致身材，使用本章即将介绍的工具包，你就会集中精力，重塑健康心理。

而复发指的是，情绪问题再次出现，且持续时间较长。恶性循环开始螺旋式下降。抑郁症状又开始"大行其道"，并再次开始对你的生活产生明显的负面影响。你已经掌握了行为激活疗法的知识和技能，你知道行为激活的治疗原则和治疗方法，可以重新运用该疗法来治愈自己。如果你在坏习惯再次变得根深蒂固之前就能发现问题，重获健康就没有那么困难。正因如此，学会注意哪些迹象代表着抑郁症复发的早期红色警报（Red Flag）是非常有帮助的。

重要提示：病情会反弹。实事求是地说，压力是不可避免的，在这个时候，你可能就会出现情绪低落的现象。请认清反弹的本质，不要把它当成你又回到原点的标志。

你拥有了防止反弹变成复发的工具，也了解了相关的症状。如果心境持续低落，你知道如何去克服，而我们马上要一起创建的工具包也会为你提供指导。尽量不要去想象"世界末日"般的画面：所有的问题都一起向你涌来，你四面楚歌，无路可退。在图 4-1 中，边框加粗的方框表示一种常见的情绪低落，从这里出发，沿着箭头我们会遇到两个"分岔路口"，出现了不同的路径，在图中分别用实线和虚线来表示。请记住，在图 4-1中，良性循环在外而恶性循环在内。根据你选的路径，要么你会继续留在良性循环中，要么就会重新陷入恶性循环。你可以用以下方式让自己留在良性循环之中。

● 看待事情要保持理性，提醒自己，现在你遇到的只是生活中的一段"小插曲"，你的总体情况一直处于好转之中。

● 牢记自己拥有克服任何问题的工具。

● 继续参加积极的活动，防止出现逃避行为。

当然，你可以随时翻阅第三章的内容，重新运用治疗技术。这可能会增强你的信心，帮你驾驭自己的情绪。只不过，我们构建工具包是为了用更及时、更有效的方式，帮你集中精力，重点关注第三章的精华内容，以便让你更快地返回正轨。

预防复发——构建你的"工具包"

希望你可以从这本自助类图书中认识到，学习某些技术可以帮你解决情绪问题。以后只要你觉得有需要，还可以再次使用这些技术。现在，我们可以制订一个计划来巩固自己所取得的成果，然后根据需要来付诸行动，减少抑郁复发的可能性。
这样还会让你有信心发现任何红色警报。有了这
种洞察力，不管以后会出现什么症状，你都可以
及时对其进行处理。

　　你可以将本章内容当作一个工具包，以帮
助你：

- 定期监测自己的状况，以便随时掌握情况。
- 识别出一些可能让你再次出现退缩行为的红色警报。
- 对"再次出现情绪低落，一定表明我的抑郁症又复发
了"或"我对此无能为力"之类的想法提出疑问。
- 制定策略，预防反弹变成复发。
- 在你以后需要帮助时，知道从哪里可以获得帮助和支持。

我的红色警报

　　要着眼未来，准备好应对任何挫折，第一步就是注意自
己每次情绪低落时都会有什么特征，并将这些特征默默记在心
里。你可能想要忘记这些不愉快的经历，将之抛于脑后。但
是，我希望你能鼓起勇气，好好思考一下。这些特征可能预示
着那些度日如年的日子又开始卷土重来。如果你注意到了这些
特征并采取相应的行动的话，你就可以在它们大规模入侵你的
生活之前将其铲除。

工作表格 10 可以帮你回忆并思考这个问题。请你在这张表中写下你认为自己复发时出现了哪些征兆。将记忆拉回到你刚陷入抑郁的时候，在工作表格上写下你最开始在以下几个方面注意到哪些变化：

● 你的情绪感受。

● 你的行为变化：什么事你做得越来越多，什么事你做得越来越少。

● 身体出现了哪些生理反应。

● 有什么思维模式。

　　为了更好地完成这项表格，你可能需要回头看看自己之前完成的类似任务（工作表格 6），找找看有没有症状与此相关。把记忆拉回到从你第一次感到不舒服一直到决定寻求帮助之前的这段时间。

　　你还可以询问一下在你抑郁期间熟悉你情况的人，也许可以获得一些灵感和思路。正所谓旁观者清，往往在我们自己还没感觉到变化之前，别人已经开始看到我们的变化了。有时候他们提供的观察结果非常有帮助。比方说，也许他们注意到你开始回避某些活动（比如，你可能开始回避社交或不想去健身房）；也许你的睡眠可能受到了影响；也许你变得越来越烦躁易怒；也许你用消极的方式来应对生活中的问题（例如，借酒浇愁或借吃消愁）；也许他们会记得你找借口来逃避某些事情；也许他们会注意到你身体上的一些变化，比如长胖或消瘦；也许他们发现你抱怨的话说得越来越频繁，常把"受够了""烦透了"之类的话挂在嘴边，每到周日晚上就会说自己下周不想上班。如果你出现了这些情况，请把它们写入图表之中，然后在工作表格 10 的下方写上对你来说最重要的红色警报。这些都是反弹的早期信号，需要你特别注意。

如果你觉得可以的话，当你创建好自己的工具包后，可以给自己亲近的人看一看。如果你或你的亲友注意到有些红色警报在你的生活中悄然出现，这时就是你采取行动的好时机。你可以像以前一样，再次使用行为激活的治疗法则。一旦你发现苗头不对就及时遏止，重新取得之前所取得的进步就会更容易一些。

索菲亚的伴侣注意到，当索菲亚的经理就面试表现给了她一些负面反馈后，她的情绪又开始低落了，活动也越来越少。当她的伴侣指出这个问题以后，她意识到自己又开始出现退缩行为，并慢慢滑入回避的循环。索菲亚使用了问题解决法来处理"如何提升自己的职业发展前景"问题，并得出了一个解决方案，即询问经理是否愿意支持她参加相关培训。经理表示同意，索菲亚的心情也随之好转。她又进入了良性循环。

自治疗开始以来情况有何改善

工具包的另一个重要组成部分是，回顾并思考你一路走来取得的成就。这代表着你战胜情绪问题的能力。请使用工作表格 11，列出自己自治疗开始以来发现的改善。回顾第一周的活动记录表，看看你的起点线在哪里，也许可以帮你更好地完成这项任务。可能是你的症状（情绪、行为、想法和身体 / 生理症状）发生了改变，也可能是你的生活方式发生了变化。生活方式的改变可能包含了以下几个方面：

● 人际关系和社交生活（与伴侣、家人、同事和朋友之间的关系）。

● 工作方面或有能力参加其他有意义活动，比如志愿者服务工作或照顾他人。

● 能在家里做一些基本的事情，比如做家务、打扫卫生或做手工。

● 兴趣爱好（可以是一个人做的事，如拼模型或拼拼图；也可以是与他人一起做的事，如运动或跳舞）。

在第一章中，我请你为自己设定几个目标。现在，你可以翻回到工作表格 5，重新给这些目标评分。将每个目标的第一次评分和现在的评分进行比较，以此来回顾你取得的进步。有时候，变化是一个星期接一个星期，一点点发生的，你很容易就会忽视了自己自治疗开始以来累计所得的所有进展。这种方式可以帮你纵观全局，看清楚自己究竟取得了多少进步。

此外，你还可以翻到工作表格 9，查看 PHQ-9 评分的变化趋势。看看以前的分数在趋势图上处于哪个位置，现在的分数又处于哪个位置。你抑郁症状的严重程度是否降低了？正如我在本书开篇所说的那样，精神卫生专业人员认为，在一般情况下，PHQ-9 评分低于 10 分是判断抑郁症临床治愈的指标。

花点时间，回顾一下自己走了多远。也许你身上还发生了其他我没问到的改变；也许你解决了自己的问题，因而感到更快乐了。

哪些因素有助于情况改善

哪些治疗技术或策略对你克服抑郁症特别有帮助？如果你能回到过去，在你刚开始治疗的时候给自己一些建议，你会给出什么建议？你可以将工具包的这个组成部分看作是你恢复和保持健康的"金科玉律"。比方说，也许你会告诉自己，万事开头都有个缓慢积累的过程，不着急，慢慢来，不要期望看到立竿见影的效果。也许你会说，重要的是要做到勇敢直面问题，不要逃避问题。请将这些建议写在工作表格 12 中。

现在请想一想，如果你意识到一个可能引起症状反弹的红色警报，你会给自己什么建议。也许你的建议和上文中给出的建议十分相似，也许完全不同。比如，你可能会说，一旦自己意识到可能会反弹，就必须再次调整自己的活动"阶梯"，再

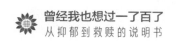

次启用行为激活治疗的某些部分。现在，请你将这些建议写到工作表格 12 中。

幸福感评估

工具包的最后一个组成部分是定期进行"幸福感评估"。找支笔，在日历上的每个月中都标出一天。你也可以在手机的日历上创建一个每个月重复一次的日程安排，提醒自己进行幸福感评估。设置幸福感评估日，可以帮你更快地发现红色警报，确保你不会忘记我们一起学过的治疗技巧。使用工作表格 13，你可以用结构化的方式完成幸福感评估。大约需要 20 分钟的时间，你可以借此机会停下来，想一想，回顾一下你现在的情况，在必要时做出"战略调整"。

如果你是在心理健康从业人员的专业指导下进行治疗，在你完成治疗后，他们很可能会对你进行至少一次的幸福感评估。

预防复发的实用小技巧

以下是一些实用小技巧，可以帮你更好地使用工具包来保持良好状态：

1. 预防反弹的最佳方式是不断运用行为和动机的基本原理来保持良好的情绪。还记得健身的例子吗？减肥塑形成功不代表就能停止锻炼。在你每月的幸福感评估中，检

查一下你的生活中是否有维持积极情绪的活动，还要看看你是否在回避一些事情，这些事情可能需要用问题解决法来处理。如有必要，请采用行为激活疗法的治疗原则来改善你的心理健康状况。

2. 了解自己的红色警报。每当你感到压力增大或生活中发生了很大变化时，就要特别当心。比如说，一段恋情结束的时候，或者要搬家的时候，在这种时候就要特别关注红色警报。如果你之前告诉了身边的人哪些征兆对自己来说是红色警报，那么一旦你的症状出现了早期的负面变化，他们可能就会及时发现。

3. 哪怕你感觉良好，也要定期完成幸福感评估。因为在评估过程中，你会注意到有哪些方法已经获得成功，并提醒自己继续坚持下去。当然，不一定非要每个月才评估一次。刚开始时，你可以每周或每两周进行一次评估。当你十分肯定自己的进步成果已得到巩固时，就可以隔一段时间再进行评估。

4. 检查生活的各个领域，看看自己是否在某一方面又陷入了逃避模式。如果有，想想如何使用行为激活疗法的治疗法则，让自己朝着良性循环的发展方向努力，最终重回良性循环之中。

5. 尽量不要自我批评。每个人都可能会有反弹的时候。在情绪低落时担心自己有所退步是很自然的事情。可以把注意力放在如何防止复发上。

6. 如果你在完成治疗后需要重温行为治疗技术，请尽量不要将其视为一种退步的表现。相反，你可以集中注意力，回想一下这些技术在缓解你的症状方面是多么的有效。如果这些技术之前取得过良好的效果，那么很可能它们还会再次奏效。请记住，在生活中广泛使用这些技巧，才能让自己保持良好的心理健康状态。

7. 只要有需要，就要使用你的工具包。

你还有哪些方面需要改善

也许你以后还有其他问题或事情想要改善，或许你仍有一定程度的焦虑，你设定的目标还没全部实现，你在实现目标的过程中有没有遇到什么困难？我建议你把这些问题记录在工作表格 14 中，以防自己以后有所遗忘。

就目前而言，如果这些问题和你现在的目标没有关系，最好先把它们搁置在一旁，专注于巩固自己在抑郁方面取得的进步。当你发现几个月以来自己都没有退步，就可以回过头来看看这张清单，看看自己还有什么问题需要解决，你可能需要再次使用这本书，也可能要用到本系列丛书中的另一本书。因为同属一个系列，所以其他书的结构和这本非常相似，只是内容不同，针对不同问题介绍了不同的治疗方法。如果你能用好这本书，那你应该就能用好这个系列的其他书。

如果你在心理健康从业人员的专业指导下进行治疗，那么你可以向他们咨询这个问题，他们会建议你下一步该怎么做。

恭喜你

长路漫漫，回首来时路，我们竟一路走到了这里。你成功完成了行为激活疗法，也快读到书的结尾部分了，我真为你感到高兴。现在，可以停下脚步休息一下，想一想你在实现目标的过程中取得了哪些进展。这一路走来并不容易。你是靠自己的努力才取得了这些成就！我只是给你提供了一些工具，让你能够帮助自己。就好像我给了你锤子、木头和钉子，而你自己做出了一张桌子。有了这些工具，你将来还可以再做几张桌子。请你为自己所取得的成就感到自豪。或许你掌握了治疗原则后，可以把它们应用在生活的其他方面，助你实现其他目标。一般情况下，当你在生活中遇到问题时，不要逃避、勇敢面对才是解决之道。

本章介绍的预防复发内容将帮助你持续巩固进步成果，在有情况的时候，也会提醒你需要重新使用哪些工具。所以不管什么时候，只要你需要，都可以拿起这本书翻一翻。

在下一章中，我们将回到索菲亚和胡安的故事中。他们会讲述自己如何使用自助认知行为疗法来帮助自己战胜抑郁症。

我在前文中也对他们进行了简要介绍。有些人想要像索菲亚和胡安那样，写下他们自己的故事，提醒自己取得了什么样的成就。有些人想要给自己写一封信，不需要太长，来庆祝自己的进步。如果你认为这种方式有帮助，也许你也可以在康复后用这种方式写下自己的故事。你可以把它当作给未来自己的一封信，就像一个纸质的时间胶囊。如果你愿意，可以把写下来的文章添加到工具包中，然后在每次进行幸福感评估时拿出来读一读，必要时还可以随时添加新的内容。我想再提醒一下，本书快结尾处的"更多资源"部分中提供了额外的空白工作表格。

现在，你应该掌握了以后战胜抑郁的所有必备工具。在此，我预祝你一切顺利。

第五章

康复故事

索菲亚的故事

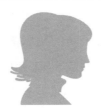

　　索菲亚是一名销售，我们在前文介绍过她。她因面试失败而患上了抑郁症。这件工作上的事情给她带来了极大的痛苦。短期内，她用逃避工作来应对此事，也退出了许多其他活动，因而她能从生活中获得的奖励也大大减少了。她使用了行为激活疗法来改善自己的情绪。以下是索菲亚自述的康复故事。你可以在第 90 页和第 104 页找到她的活动"阶梯"和第二周的活动记录表。虽然索菲亚的情况与你的不尽相同，但读一读她的心路历程可以帮你进一步了解自己的抑郁情况，也能让你更深入地理解行为激活疗法的使用过程。

　　我曾经很喜欢这份工作。但是一份工作做久了，你就会对它了如指掌，然后心生厌倦。因此，我经常自愿帮助别人，在需要的时候也给团队里的同事进行培训，这样可以为自己的工作增添一点乐趣。每当遇到问题时，我们团队的同事都会在第一时间找我帮忙。每当部门有新任务时，我都主动请缨。其实我心里清楚，我的工作能力完成本职工作绰绰有余。到最后，我对工作失去了兴趣，只为赚钱而继续上班。我真心觉得我的工作没有任何挑战性了，不过团队里的同事都很好。

当我看到公司发布了新的招聘岗位时，我好久没有这么激动过了。只要想到我有机会当上团队负责人，我就会开心不已。团队里好些同事都说我其实已经在做团队负责人的事情了。他们都认为这个位置非我莫属。其他几位团队同事也申请了这个位置，但他们都没有我经验丰富，工作时间也都比我短。

我觉得自己面试的时候很顺利。当然，我觉得没人会喜欢被人面试的感觉。面试结束后，我回到工作岗位，自我感觉非常好。其他人也说我肯定会拿到这个位置。他们甚至开始对我另眼相看，多了几分尊重。

所以当我拿到面试结果时，我整个人都崩溃了。公司居然把这个职位给了另一个团队的一位同事。我做了那么多，他们怎么能这样对我？我感到自己做的一切都被当成了理所当然。我真傻，自愿去做了那么多额外的事情！一想到要回去面对我们团队的同事时，我就觉得丢脸极了。他们会在背后怎么说我呢？我表现得有多差才没有拿到这个位置？我觉得自己是个彻头彻尾的失败者，我的自信心被彻底击垮，碎了一地。我的男朋友约翰尽其所能来安慰我，我的父母也一样，但我完全崩溃了。我时则以泪洗面，时则怒不可遏。约翰对我太好了，始终对我不离不弃，我觉得如果换作是我，我未必有这样的耐心。他就是抱着我，不停地说安慰我的话。

　　第二天，我感觉不舒服，于是打电话请了病假。我甚至没有起床去洗漱，把自己关在房里不停啜泣。我感觉自己好像在泥潭里艰难前行，越走陷得就越深。我萎靡不振、心灰意冷，感觉自己像个泄了气的皮球一样，没有任何力气。我不敢出门，更别说去上班了。这样过了几天后，爸妈开始担心起来。我知道自己这样是有问题的。日子一天天过去了，我的情况却没有任何起色。

　　我去看了查特吉医生。他问了我一些情况。之前我经常因为身体问题去看他。而这一次，我们主要谈的是我的内心感受，就诊时我说着说着就哭了。我告诉他，工作上的这件事情对我的打击有多么大，让我感觉多么丢脸。他说，我经历了这么大的挫折，心情差也是可以理解的。他认为我面对的是生活中的一个"小插曲"。随后他给我开了张病假条，并让我两个星期后再来看他。

　　第二次去的时候，我告诉他情况没有好转。他推荐我看一本书。他说，前段时间他有位患者情绪低落，看了这本书以后发现很有帮助。他从电脑上打印出一份书单，并给我圈出了那本书的名字。他说我们当地的图书馆应该有这本书。他又给我开了一张病假条，让我过两个星期再去看他。我在回家的路上去了趟图书馆，借到了那本书。图书馆里有一个区域放的都是关于幸福感的书，这本书就在这里面。

一开始，我不太确定心理自助疗法是不是真的管用。我的心情那么沮丧，一本小小的书怎么可能解决我的问题？但约翰鼓励我试试看。于是，我每次喝咖啡的时候都读上几页，然后给自己一点时间把读过的东西消化一下，下次喝咖啡的时候再读上几页。有时，有些复杂一点的内容我得回过头去再看一遍，因为那时我的注意力不是很集中。

得知我的情绪其实是一种正常的反应时，我松了一口气。人在遭受重大打击后情绪都会低落。我意识到自己在工作中失去了一个能获得更多"奖励"的机会，工作也变得更有"压力"，所以我一直在"逃避"回去工作这件事情。这是一种控制消极情绪的短期对策，但长期如此的话会给我带来许多问题。

对那时的我来说，回去上班、面对同事的场景非常煎熬和痛苦。我想，书中介绍的问题解决法也许可以帮助我解决这个难题。我不想回去上班，但又没有其他打算，真是进退两难。在使用问题解决法的过程中，我想出了许多解决方案，包括：回去上班、在另一家公司找一份类似的工作、接受相关培训然后换个岗位，甚至还想到了能否从美容师培训中赚一些外快。经过一番评选，最后选出的最佳解决方案似乎还是回去工作，但与此同时寻找一下其他的工作机会。我将这一点列入了自己的目标之中。

到目前为止，我有近一个月的时间都处于没精神、不想动的状态了。我的体重增加了，自我感觉更差了。我不出门的一个原因是，我担心人们都会看着我，对我评头论足。他们可能会想："小伙子这么帅，怎么找了个这样的女朋友？"所以我设定了第二个目标，那就是减肥，让身体更有型，也更健康。

面试失败后，我一直在回避自己所有的朋友，为此我感到很羞愧。在面试之前我告诉他们我好兴奋，终于有机会升职成为团队负责人了。他们所有人的事业都发展得很好。大多数人在毕业时就找到了针对应届毕业生的管培生工作。在他们眼里，我一定是个失败者！尽管如此，每次我找借口拒绝他们邀请都觉得尴尬。我想他们开始生气了。我知道他们想帮我。我最后设定的一个目标是重新与朋友来往。

在对治疗方法进行解释之后，这本书对后面的内容结构也进行了合理安排，让你可以慢慢开始，只做你认为自己可以做到的事情。第二天，我给蕾拉发了短信。这也是我计划好的活动之一。我们聊得很愉快。她问我现在过得怎么样，我没说太多。大部分时间都是她在说我在听，她告诉我许多事情，让我了解她的近况。我感到很轻松。我对之前不回她消息这件事感到很内疚。我邀请她过几天来家里喝杯咖啡。于是有天下班后她顺路就来了我家，她说自己只是顺便过来看看，最后我们坐下来好好聊了聊。蕾拉很健谈，所以我不用想太多话题，和她聊天不用担心会冷场。再次见到蕾拉，我很高兴！

就这样，我们之间的联系变得频繁起来。我告诉她我打算多运动，她主动提出周末陪我去散步。这让我的精神为之一振。这是一件值得期待的事情，让我看到了"愉快的活动"这一活动安排的价值所在。我只是担心我的膝盖，在沙子上走路可没那么好走。不过，我们还是在海滩上走了好几英里。我惊讶地发现自己居然能走这么远的路。我也坚持每天午饭时间外出散步。如果家里要买什么东西的话，我就步行去附近商店买。蕾拉和我决定相互支持，我们在健身应用程序上添加对方为好友，共享健身记录，就可以看到对方每天的步数。这个应用程序非常好用，可以设置每天的步数目标，让我走起来更有动力。在一定的运动量范围内，我做的运动越多，精力似乎就越充沛，一点儿也没觉得疲惫！本来我已经养成了下午要睡个午觉的习惯。但自从开始运动以后，我觉得自己根本就没有必要睡午觉。随着时间的推移，中午的例行散步变得越来越轻松，让我振奋不已。

在我请假这段时间，经理每隔两个星期就会给我打个电话。第二周，他如期打来电话。这次我对他说了心里话，告诉他我没有得到那个职位对我来说是个巨大的打击，让我非常伤心。我问他我能不能换到其他团队去工作。他一再安慰我，让我放宽心，说大家都很想念我，并建议，等我准备好了，我可以在家做些工作，也可以参加每周的团队视频会议，用这样的方式慢慢回归到正常工作。我说"我要下周看情况再定，现在还没准备好"。我也回复，用某种形式分阶段回归正常工作对我会有所帮助。他说他下周会再和我联系。

与此同时，我继续每天散步。蕾拉和我约好了下周末去山上远足。我开始给其他朋友发短信，用这种方式和他们叙叙旧。其中一位朋友（吉赛尔）问我是否想回健身房锻炼（我和她是同一家健身房的会员）。我说自己现在还不太适合去健身房，但是我们约定好要保持联系。我需要一套新的健身服，吉赛尔提出可以陪我去逛一逛，选一套。我婉言谢绝了她的好意，然后告诉她我还没有准备好。不过，我们约好了会继续给彼此发消息。

我感觉自己体重没有减轻太多，但是我的身材发生了变化，变得更紧致了些，这让我的干劲更大了。我和蕾拉之间开始有种竞争意识，比赛看谁每天都达到自己的步数目标。我很惊讶自己的膝盖还没出问题，只是如果某天的运动量比平时多的话，那么第二天我的膝盖就会有点痛。在这么短的时间内我就重新达到了以前积极运动时的步行距离，这让我惊喜交加。

第二周周一，经理打电话过来。因为知道他要打电话，我等电话的时候感到非常焦虑。他问我最近感觉如何，我们讨论了我觉得自己能做哪些事情。最后我们达成一致，我每天在家工作几个小时。他说他过几天再给我打电话，看看情况怎么样。我想他也一直在反思一些事情，因为他还说他非常不希望我离开这个团队。等我回来工作，感觉好一些的时候，他会再给我做一次评估，看看还有未来还有哪些适合我的发展机会。听了这番话，我感觉好了很多。因为他的话证明了我的价值，增强了我的信心，让我对未来的工作有了期待。

在团队视频会议开始前，我真的很焦虑。然而，出乎我意料的是，每位同事都对我非常友好，对我的加入也都表示欢迎。我甚至提出了几条有用的建议，得到了经理的好评。之前我还担心他会对我的建议提出批评意见，结果他对这些建议非常感兴趣。就这样，我重新开始工作。快到周末时经理给我打电话，我告诉他一切都很顺利，他很开心，建议我下周把工作时间加长一点，有时候也可以去办公室工作一段时间。这对我来说是一个比较大的挑战。我说下周我宁愿在家多工作几个小时，就不去办公室了。他表示接受。

我坚持每天中午出去散步，这个周末，蕾拉和我如约去山上远足，途中我们看到一家安静的咖啡馆，决定进去休息一下。我们坐在咖啡馆的花园里，那天阳光明媚，天气很好。坐在花园里和她聊着天，渐渐地我感觉到以前的索菲亚开始回来了。我能感受到一点点以前的心情，那一刻，我感觉很好。我把这种感觉写在我的活动记录表上，因为我觉得这可能是一个转折点。

又是几个星期过去了，这段时间没有发生太大的变化。只是我做的事情在逐步增加。在大约一个月的时间里，我逐步增加了工作时间，直到我可以像其他同事一样"混合"办公（时而在公司坐班，时而在家远程上班）。蕾拉依然和我一起去散步，我们还扩大了散步的范围，并把"去咖啡馆休息一下"作为一个固定环节加入散步过程中。我们一起计划路线，选择咖啡馆，慢慢地将那些热闹的咖啡馆也纳入其中。当我觉得准备好时，我又回到了之前的读书俱乐部。渐渐地，我和其他朋友也取得了联系，在接下来几个星期中，也和他们在不同的地方见了面。就像这本书推荐的那样，我用一种"分阶段"的方式逐步完成了这些事情。我只做自己能做到的事，一步一步地顺着"阶梯"稳稳地向上走，轻轻地把自己推出舒适圈，不要太用力，以防过犹不及。

在回去工作几个月之后，经理给我做了一次工作评估。他建议我花些时间跟随他和新任团队负责人，观察他们是怎么处理工作的。他认为如果我以后想申请类似的职位，这样的经历会对我很有帮助。我自己也查了一下，找到了一个我觉得对我会很有用的培训课程。他说他会支持我去参加培训。我对评估结果感到很满意。

当我见到新任团队负责人时，我就明白了公司为什么选她不选我。她经验丰富、资历深厚，也愿意帮助和支持下属。经理和她提到了这个计划，她也很高兴让我跟随她工作一段时间，她带我参加了一些级别较高的会议。我在活动记录表上写道：我在工作中再次感受到了真正的支持和舒适！我划掉了活动"阶梯"上和找新工作相关的活动。

我坚持每个星期用书上的空白趋势图记录自己的PHQ-9评分。大约八个星期以后，我的分数似乎有所下降。我回到了公司上班，而且感到很满意。我恢复了社交活动。虽然我不像以前那样苗条（比以前胖得多）但我感觉自己更健康、更自信了。我感觉自己又重新养成了一些好习惯，我想我已经进入了书中说的良性循环。从那一刻起，我不再用活动记录表来计划下周的活动，而是安排好幸福感评估，定期检查自己的情况如何。当然，所有积极的活动我依然坚持在做，只是没有把它们写在活动记录表上而已。

一切都基本恢复了正常。我感觉自己像是走了一段不一样的路程，收获了不一样的心得体会。我了解到自己对挫折是多么地敏感。认识到这一点不是什么坏事。有了从这本书中学到的方法，我有信心在未来能更好地应对困难和挫折。

胡安的故事

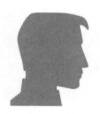

我们在前文讲述过胡安的故事。他在中学遭受过校园欺凌，自那以后就开始回避他人。这种回避的应对策略帮他在中学时期摆脱了霸凌的魔掌，也让他从由此产生的负面情绪中得到暂时解脱。但是，一旦他离开中学进入大学，这种应对策略就变成了一个障碍，让胡安无法建立有意义的人际关系，也无法参加社交活动（因而让他离一些奖励来源越来越远），甚至造成了学习成绩下降的后果（产生压力，让烦忧避无可避）。他去看了家庭医生刘医生，刘医生将他转介给一位心理健康指导师。在心理健康指导师的帮助下，他开始阅读这本自助类图书。以下是胡安自述的康复故事。你可以在第74页和第90页找到他第一周的活动记录表以及活动"阶梯"。

　　我越来越讨厌上学，我害怕去学校。最让我难受的是课间休息和排队进教室的时候。他们会骂我，会把我推来推去，还会对我做其他过分的事情。我讨厌这样。但周围其他人好像都从中得到了乐趣，每当看到霸凌者欺负我时，他们就会哈哈大笑。于是我尽量避开人群，真希望我是隐形人，这样他们就看不到我。我希望这些人能放过我，所以当他们找别人麻烦时，我松了一口气。午休时，我会去国际象棋俱乐部，以此躲避那些欺负我的人。其实我的象棋水平很一般，但是那里至少很安全，也很安静。

　　当时我对大学生活非常期待。那将是一个全新的开始，让我有机会从此彻底摆脱那几个追着我不放的"偏执狂"。但也有不好的地方，那就是我得离开家人和象棋俱乐部的朋友。大学生活会怎么样呢？一个人去一个陌生的城市重新开始新的生活，心里总感觉不踏实，有种恐惧不安的感觉。

　　等我真的到了大学时，我发现自己更迷茫，压力也更大了。周围的人看上去都比我更自信。他们都在新生周 ① 时就加入各种社团和俱乐部，去酒吧，玩得很开心。我也跟着去了几次，但是最后都沦为了背景板。我觉得很尴尬，我很担心别人会怎么看我。所以我表现得像以前在中学那样，我想这是我习惯的处事方式，就像开了"自动驾驶"模式一样。其他同学也和我保持距离，也许他们以为我很冷漠，对人爱答不理的，或者以为我不喜欢他们？

在大学可不像在家里。在家时，妈妈会催我起床去上学。老师会检查我有没有做家庭作业。而在大学，一切都得靠自己。哪怕你摔倒了，都没有人来扶你一下。有时候，如果我不想出去，就会待在自己的寝室里。我开始逃课，久而久之，老师在缺勤名单上发现我缺了很多次课，就把我叫过去问我情况，我找了些借口，并保证以后会按时去上课的。但是，我的学习已经落后太多，完全跟不上老师的讲课内容了。意识到这一点后，我的心情更差了。我知道，再这样下去，到圣诞节后，我是没法通过学业评估的，除非我能做出什么改变可以挽回局面，问题是，我不知道该做什么改变，只能眼睁睁地看着自己的学习进度越来越落后，在这个恶性循环里越陷越深，无力自拔。

---

① 新生周（freshers' week）：英国大学的传统，在新生开学前的一个或两个星期，组织一系列迎新活动，以帮助新生熟悉校园，融入大学生活。——译者注

　　我对生活越来越绝望，内心十分痛苦。有时候甚至会用剪刀戳手臂内侧的肉，以减轻内心的压力，缓解紧张情绪。但戳完之后，我心里又会特别难受，因为我妈妈是一名护士，如果她知道我这样伤害自己，一定会很伤心的。线上游戏也能让我放松一下心情，从现实中得到暂时解脱。

　　圣诞节放假，我回到家里，妈妈发现我不太对劲，我想应该是那时候的我不怎么说话，比平常安静多了。她说我就像"把整个世界都扛在肩膀上"，在千钧重负之下举步维艰。当她问我的时候，一定看出了我对她有所隐瞒。我说我不想谈论这件事。但她没有放弃，整个假期都在一直向我追问。我知道爸妈也有他们自己的问题要操心，我不想让他们徒增烦恼。妈妈表示，她可以理解我不想把自己的一些事告诉她，但是如果遇到困难，需要帮助的话，我可以从相关专业人员那里得到支持。我想起来在大学的迎新会上，一位老师提过大学里开设了学生健康咨询中心，我在考虑要不要去那里预约一次咨询。妈妈告诉我可以联系心理健康指导师。我还是第一次听说这个职业。她建议我回学校后问一下我的家庭医生，她会告诉我更多相关信息。我说我会的。我以为这样说妈妈就会"安心"一些，但我其实也知道自己应付不来正常的学习和生活了，我必须做点什么来改变现状。

　　新年一开学，我就给刘医生打了电话。妈妈说拖延对我没有什么好处，这话有道理。去见刘医生前我很紧张。刘医生问我发生了什么事，我告诉她我学习成绩下降，也交不到朋友，情绪非常低落。她说，她认为我可能患上了抑郁症，并告诉我学校附近有一位心理健康指导师，叫皮特，问我是否愿意去和皮特谈一谈。我对心理健康指导师了解不多。刘医生告诉我，皮特可以教我一些实用技巧，帮我改善心情。我听了之后觉得很不错，因为不到万不得已的时候我是不想吃药的。第二天，我在大学宿舍里，皮特给我打了个电话，因为我星期三下午没课，所以我们约好以后都在星期三下午见面谈一谈。

两个星期以后，我第一次如约去见了皮特。第一次会谈似乎更像是一个他了解我的问题的过程。会谈快结束时，他和我讨论了一些关于抑郁症的问题，然后向我推荐了一本关于自助治疗的书。他说这本书非常适合我。我觉得很好。终于有人能了解我的感受，我心里感到释然和宽慰。也许我不是我以为的怪胎！自助式心理治疗正合我意。我喜欢自己去掌控治疗节奏。

皮特问我可不可以给自己设定几个目标。我知道自己在交朋友方面有问题，很难向别人敞开心扉，所以我在这方面自己制定了第一个目标。我的第二个目标是提高学习成绩，而第三个目标和好好照顾自己有关。其实我也知道，吃垃圾食品、不运动和自残等行为可以给我带来"暂时解脱"，并不能真正解决问题，长此以往，只会让问题越堆越多。

皮特说他可以每周和我联系一次，来指导我使用这本书。他告诉我，我以后可以选择打电话、视频通话或者继续像这样去他办公室和他面对面交流。我选择去他办公室交谈，因为宿舍里没有什么可以讨论私事的地方，宿舍的墙壁看起来真的很薄。回家后，我就订购了这本书，第二天书到了后我就迫不及待地看了起来。我终于明白了我的抑郁症是怎么一步一步形成的。这本书好像在告诉我，我在之前的生活中放弃追寻"有奖励"的事情，现在又出现了"逃避"行为。再联系过去，我茅塞顿开，事情的确如此。此外，书中还提到了"生活事件"和"压力"，这让我想起了自己在中学遭受霸凌的往事。

见皮特后的第一个星期，我用活动记录表记录了每天发生的事情。我发现我的心情其实是明显有起伏变化的。当我出门做点什么事的时候，我的心情不算太差。同样明显的是，当我逃课时，我的心情就会差很多。但是当我去上课时，我也会心情不好，因为我落后得太多，根本听不懂老师的课。所以我陷入了进退无路、左右为难的困境。

我们第二次会谈时，皮特帮我起草了一份活动清单，希望能帮助我实现目标。但是由于这种进退两难的局面，我一时很难想到有哪些活动可以让我实现提高学习成绩的目标。有些活动看起来似乎有点用（比如加入一个学校小组），但我在学习上已经落后太多，单靠一两个这样的活动是远远不够的。皮特向我介绍了书中的问题解决法，引导我用这个方法来思考问题。这种方法让我想出了好几种解决方案。在仔细考虑了所有的解决方案之后，我认为现阶段的最佳选择是休学一年，明年留级重修大一课程。在此期间，我可以回家，全力以赴实现其他目标来改善抑郁症状。我去见了老师，向她说明了情况。皮特也写了一封信，证明我有抑郁问题，建议我暂停学业，回家调整。老师在了解了我的情况后，也给予了我很大的帮助，告诉我要填写一份表格，连同皮特的信一起交给学校。我办完这些手续之后的一个星期以后，我收到了学校的回复，同意我在次年9月复学。

我在离开大学回家之前，最后去见了一次皮特。回首过去，和皮特的会谈真的感觉很好。我感觉自己得到了很大的支持。他只是轻轻地推着我朝着正确的方向前进，却不会让我感到不舒服。皮特引导我认真思考，回家后要多进行哪些活动。

在对自己的活动"阶梯"做了些许调整之后，我开始顺着"阶梯"往上走。我没有和大学同学出去玩，而是与中学的几个老朋友取得了联系。我一步一步地来，一开始只和他们在网上玩游戏，有时候还和象棋俱乐部的几个老朋友一起在网上下棋。随着时间的推移，渐渐变成了去对方家里下象棋，到了春天天气回暖后，我们还跑到公园里支起棋盘下了起来。就这样又过了几个星期、几个月的时间，我们一起去了酒吧，甚至去参加了几个派对。我尝试着向他们敞开了心扉，告诉了他们我的秘密。他们并没有嘲笑我，反而接受了我。我开始意识到，遭受霸凌是我过去的一段经历，并非我当下的生活。以前的应对策略在当时可能对我有所帮助，但现在却给我带来了阻碍。时过境迁，我感觉自己好像也在改变。当朋友接受我的时候，我也对自己有了更好的认识，自我感觉也更好了。暑假期间，我甚至从临时工作中抽出时间，和他们一起出国旅行了好几次。我感觉自信多了，也更爱独一无二的自己了。我还为自己增加了与健康饮食和运动相关的活动。我参加的活动很多，我感觉自己的精力没有丝毫流逝，反而越来越充沛。我甚至开始去健身房健身，还在健身房里上了几节健身课。

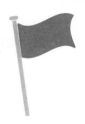

胡安对自己红色警报的总结

对我来说，最重要的红色警报是：

找借口不和朋友见面。

无故不去健身房。

跟妈妈说话时易怒；精力减退；睡眠不足。

易沉迷，无节制；贬低自己；对未来做出消极预测。

在别人面前变得谨慎而警惕，想要再次变成"隐形人"。

胡安的幸福感评估

评估日期：6月1日

上个月我的症状如何？

不太严重。只是在得知一个难缠的客户给了我差评的时候，我情绪有点低落。那几天我自信心受到了"打击"，睡眠也受到了影响。第二天我不想去上班（"有什么意义"）

但我还是去了。我和一位同事聊起了这件事情，然后我想办法让自己回想客户给我的所有好评，这才意识到我对自己太苛刻了。皮特说过，"负性思维"是抑郁症的典型症状之一。我也发现了，向别人坦诚地表达自己的感受对我来说是一大进步。

有没有帮我改善情绪或帮助我实现目标的新活动是我可以继续进行下去的：

我对旅游度假感到焦虑不安，但是结果证明这次旅行我很开心，比预想的还要开心。这段时间里，我能够静下心来，静静地清理脑海中的思绪。我还要再计划一次旅游，这又是一件值得高兴的事，让我充满期待。

仔细阅读我的红色警报，有什么经历是我需要关注的吗？

没有，只有上面提到的工作上的事情。我注意到那天晚上我对妈妈态度暴躁，也没睡好。这说明我的红色警报是准确的，这是件好事！

我现在需要采取什么行动来保持情绪健康吗？

好在我没有逃避，依然去上班。皮特说过我需要把注意力从负面想法上转移开。我会记住客人给我的所有好评，这样一来，当负性事件发生时，我就能正确看待它。我准备把自己得到的所有反馈都记录下来，做成一个激励日志。以后当我情绪低落时，我就拿出来看看，看看这样做的话，自己能否更快地恢复正常状态。

> 如果需要采取行动，我的工具包里有什么工具可以用吗？
>
> 我觉得，我用的激励日志其实就来自行为激活疗法，它是我在每日记事任务的基础上修改而成的。
>
> 我还需要做什么？准备什么时候去做？
>
> 我会记下所有给我的正面反馈，不管是来自客户、同事还是朋友。
>
> 我每天都会记在日志里。我会在手机的日历中设置一个每天定时提醒，提醒我每天去更新日志。如果我情绪有点儿低落，我会打开日志看一看，让自己的注意力集中在日志内容上。我还会和朋友一起商量下次的旅游怎么安排。
>
> 我的 PHQ-9 评分为：4
>
> 下一次幸福感评估的日期为：7 月 6 日

在回顾自己的 PHQ-9 评分时，我对自己在大学时的分数之高感到惊讶。看到自己的分数下降了这么多，我信心倍增。我做到了！我现在对自己的情绪有一定的掌控力了！那段暗无天日的时光似乎已经成为过去式了，现在这一页已经翻过去，新的篇章即将开启。我觉得在秋季复学是非常正确的选择，我会做好充分准备迎接新学期。皮特说，如果有需要，我可以再找他。知道这一点，我觉得很安心，不过照这样下去，我应该不需要给他打电话了。

注 释

在本书中，我尽量避免使用专业术语，因此以下信息仅供参考：

● 书中使用的"奖励"一词指的其实是心理学中的一个概念，名为"正强化"。

● 书中使用的"远离烦忧"或"暂时解脱"指的是心理学中的"负强化"和"避免惩罚"。负强化是指通过增加某种行为的发生概率，来减少或消除当前存在的不愉快的场景或刺激。避免惩罚指的是通过降低某种行为的发生概率，来逃避未来发生的令人厌恶的场景或刺激或减轻其严重程度。

致　谢

多位学者为行为激活疗法的创建做出了不可磨灭的贡献。本书中引用了以下几位学者的研究成果，在此我对他们表示感谢：

● Lejuez, C. W., Hopko, D. R., Acierno, R., Daughters, S. B. &Pagoto, S. L. (2011). Ten year revision of the brief behavioral activation treatment for depression: Revised treatment manual. Behavior Modification, 35(2), 111–161.

● Martell, C. R., Addis, M. E. & Jacobson, N. S.(2001). Depression in context: strategies for guided action. New York: Norton & Co.

同样，我要感谢以下学者设计出治疗抑郁症的问题解决法：

● Nezu, A. M., Nezu, C. M. &Perri, M. G. (1989). Problem-solving therapy for depression: Theory, research, and clinical guidelines. New York: Wiley.

几十年来，许多出版社发行了多本自助治疗类图书，在此期间，精神卫生专业人员也一直在指导人们使用这些图书。但是，戴夫·理查兹（Dave Richards）和马克·怀特（Mark Whyte）是首次发表"低强度认知行为疗法"的两位学者，他们也是最先介绍心理健康指导师（PWP）在英国 NHS 中角色的人，对此我深表敬意。

除了利特尔 & 布朗出版社的编辑团队之外，帕梅拉·迈尔斯 – 胡顿（Pamela Myles–Hooton ）和特蕾萨·马里南（Theresa Marrinan）也对本书稿件提出重要的指导性建议，对此我深表感谢。

此外，我还想感谢我的伴侣丹娜（Danna），感谢她对本书的反馈和建议、校对工作以及在写书期间给予我的支持和理解。

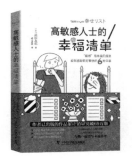
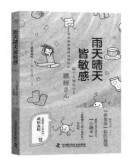
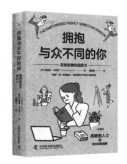

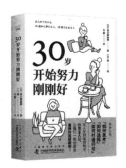
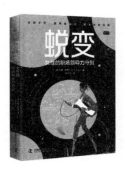
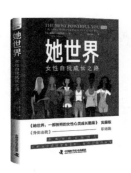
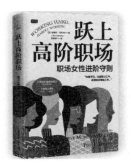

★★★ 自我疗愈系列 ★★★

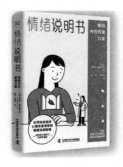
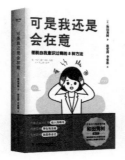
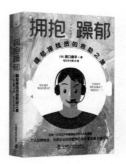

★★★ 应对系列 ★★★

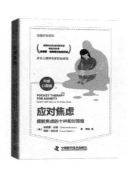
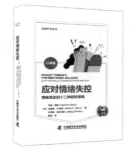

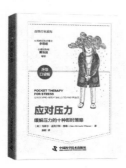
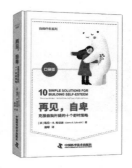